DOUTOR FAMÍLIA

MENOPAUSA E TERAPIA DE REPOSIÇÃO HORMONAL (TRH)

Professora Dra. Anne MacGregor

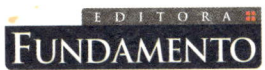

2015, Editora Fundamento Educacional Ltda.

Editor e edição de texto: Editora Fundamento
Editoração eletrônica: Francielle Sambay Pereira
　　　　　　　　　　Bella Ventura Eventos Ltda. (Lorena do Rocio Mariotto)
CTP e impressão: Fotolaser Gráfica e Editora Ltda.
Tradução: Maria de Lourdes Inda Botelho
Arte da capa : Zuleika Iamashita
Revisão Técnica: Dr. Marco Fábio Prata Lima

Copyright de texto © 2000 Family Doctor Publications Limited.
Publicado originalmente em inglês em 2000.
Edição publicada em acordo com Family Doctors Publications Limited.

Todos os direitos reservados. Nenhuma parte deste livro pode ser arquivada, reproduzida ou transmitida em qualquer forma ou por qualquer meio, seja eletrônico ou mecânico, incluindo fotocópia e gravação de backup, sem permissão escrita do proprietário dos direitos.

Dados Internacionais de Catalogação na Publicação (CIP)
(Maria Isabel Schiavon Kinasz)

M147　MacGregor, Anne
　　　　Doutor família : Menopausa e terapia de reposição hormonal / Professora Anne MacGregor ; [versão brasileira da editora] – 1. ed. – São Paulo, SP : Editora Fundamento Educacional Ltda., 2015.

Título original : Family Doctor Series - Understanding the Menopause and HRT

1. Menopausa. 2. Climatério. 3. Hormonioterapia.

CDD - 618.175
CDU - 612.662.9

Índices para catálogo sistemático:
1. Menopausa
2. Climatério
3. Hormonioterapia

Fundação Biblioteca Nacional

Depósito legal na Biblioteca Nacional, conforme Decreto nº 1.825, de dezembro de 1907.
Todos os direitos reservados no Brasil por Editora Fundamento Educacional Ltda.

Impresso no Brasil

Telefone: (41) 3015 9700
E-mail: info@editorafundamento.com.br
Site: www.editorafundamento.com.br

Este livro foi impresso em papel pólen soft 80 g/m² e a capa em papel-cartão 250 g/m².

Sumário

A menopausa: o que acontece com seu corpo? 5

Como se ajudar a melhorar 17

Reposição hormonal (TRH) 39

Os benefícios da Terapia de Reposição Hormonal (TRH) 49

Os riscos da TRH 65

Diferentes tipos de TRH 79

Como fazer a TRH 100

TRH: quando começar e quando parar 107

Efeitos colaterais da reposição hormonal 111

TRH: quem pode e quem não pode fazer 120

Controle dos sintomas
sem uso da reposição hormonal 126

A anticoncepção no período pré-menopausa 133

Reposição hormonal: conclusões 141

Perguntas e respostas 143

Anotações 151

A MENOPAUSA: O QUE ACONTECE COM SEU CORPO?

O QUE É MENOPAUSA?

A palavra menopausa designa estritamente o último período menstrual da mulher, o qual normalmente ocorre em torno dos 51 anos, demarcando o fim do período fértil. O climatério é o período imediatamente antes, durante e após a menopausa em que o corpo feminino está se adaptando a essas alterações. Surgem mudanças hormonais e sintomas nos anos que antecedem o último ciclo menstrual e também após seu término. A estimativa é que, aos 54 anos, a maioria das mulheres (80% delas) já tenha tido a sua última menstruação, dando início à pós-menopausa.

Algumas mulheres têm uma menopausa espontânea antes dos 40 anos, o que é considerado prematuro. Porém, a menopausa pode ser induzida prematuramente pela radioterapia ou quimioterapia empregadas para tratar alguns tumores malignos ou após uma cirurgia para remoção dos ovários. Nessas mulheres, as ondas de calor (fogachos) e os suores podem ser particularmente graves.

O ciclo menstrual

Todos os meses entre a puberdade e a menopausa, um óvulo maduro é liberado, e o revestimento interno do útero (endométrio) torna-se mais espesso, pronto para implantar um óvulo fecundado. Se o óvulo não for fecundado, ele é descartado pelo organismo durante a menstruação.

1. As principais alterações hormonais durante o ciclo menstrual

Dias do mês

0 2 4 6 8 10 11 12 14 16 18 20 22 24 26 28
Menstruação Pré-ovulação Ovulação Pós-ovulação

Estimulado pelo estrogênio, o endométrio torna-se mais espesso. O nível de espessamento atinge o auge pouco antes da ovulação

Hormônio luteinizante (LH): Em torno da metade do ciclo, um pico de LH desencadeia a ovulação

A progesterona prepara o endométrio para receber o óvulo fecundado a ser implantado

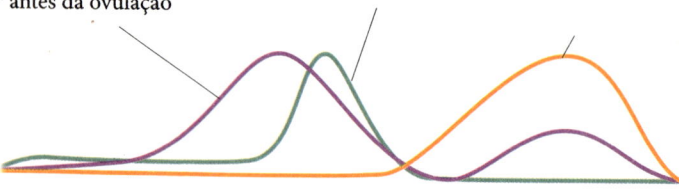

2. Alterações no endométrio durante o ciclo menstrual

Sangramento menstrual

O óvulo não fertilizado do último ciclo menstrual é eliminado do útero

O endométrio dobra de espessura em resposta aos hormônios

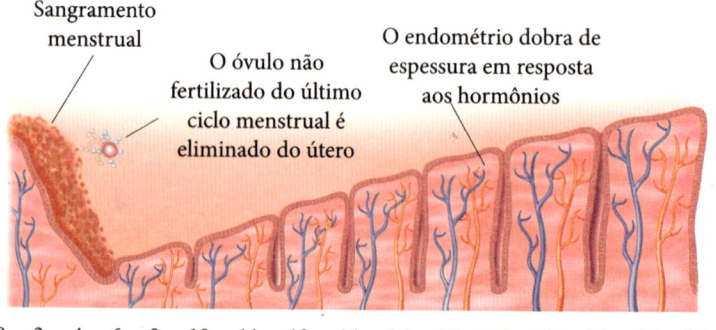

0 2 4 6 8 10 11 12 14 16 18 20 22 24 26 28

A mudança nos níveis de estrogênio no decorrer da vida

Até a menopausa, as mulheres produzem estrogênio em quantidades variáveis ao longo de um ciclo de 28 dias. Mas, após a menopausa, a produção de estrogênio cai para um nível baixo, o que eleva o risco de fraturas, derrames, acidentes vasculares cerebrais (AVC) e doenças cardíacas.

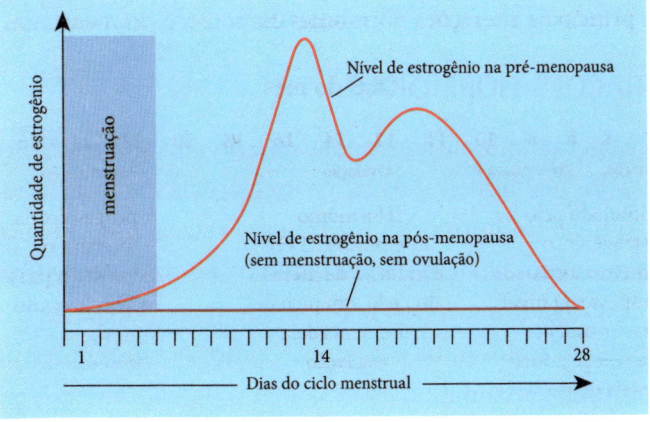

Os níveis de estrogênio declinam gradualmente à medida que se aproxima a menopausa. Após a menopausa, os ovários param de funcionar, os níveis de estrogênio caem e a menstruação cessa.

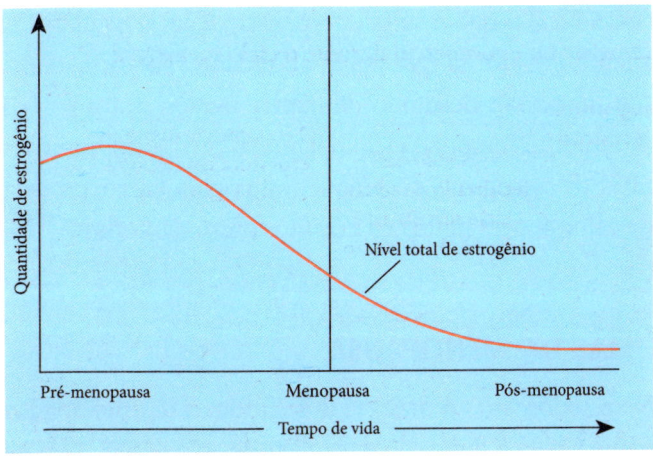

Muitas mulheres se adaptam às mudanças sem problemas, e algumas até gostam da nova fase de vida livre de fluxos menstruais, especialmente se as menstruações foram dolorosas e abundantes. Além disso, sentem-se livres do medo de uma gravidez indesejada. No entanto, nem todas têm uma mudança de vida fácil, e, embora algumas se beneficiem com a automedicação, outras precisam de apoio médico.

ALTERAÇÕES HORMONAIS

Da puberdade até a menopausa, o organismo feminino passa por ciclos hormonais – os ciclos menstruais mensais. Todos os meses, o nível do hormônio feminino, o estrogênio, eleva-se em relação ao início do ciclo, estimulando o crescimento de um folículo que abriga um óvulo, que é liberado de um dos dois ovários na metade do ciclo. Após a ovulação, outro hormônio feminino, a progesterona, estimula o espessamento do endométrio, preparando-o para uma possível gravidez. Se não for fecundado por um espermatozoide, o óvulo morre e é descartado junto com o endométrio na forma de menstruação.

Nos anos que conduzem à menopausa, os ovários tornam-se menos eficientes, o que resulta em menstruações irregulares e, frequentemente, em um sangramento abundante. Por fim, os ovários param de funcionar, deixando de liberar óvulos, e a menstruação acaba. Ao mesmo tempo, o ciclo hormonal mensal torna-se irregular. O nível de estrogênio no sangue flutua para baixo, produzindo ondas de calor, suores noturnos e muitos outros sintomas.

SINTOMAS DA MENOPAUSA

Nem todos, mas a maioria dos sintomas da menopausa está diretamente ligada à flutuação dos níveis de estrogênio. As possíveis soluções para aliviar esses sintomas são tratadas no capítulo iniciado na página 18.

Ciclos menstruais irregulares

Geralmente, esse é o primeiro sinal indicativo da menopausa. À medida que a produção de estrogênio e progesterona pelos ovários varia, o ciclo menstrual fica irregular. A princípio, o ciclo encurta-se, passando dos 28 dias usuais para de 21 a 25 dias. Depois, prolonga-se, podendo falhar ocasionalmente. A própria menstruação sofre alterações, algumas vezes mostrando-se mais abundante e durando mais do que o usual, e, outras vezes, sendo mais escassa (com menor sangramento) e mais curta. Desses ciclos, poucos resultam na liberação de um óvulo, e, consequentemente, a mulher torna-se menos fértil. Às vezes, um óvulo é liberado espontaneamente após uma menopausa aparente, e, por isso, a mulher deve usar um método contraceptivo adequado até um ou dois anos após seu último ciclo menstrual.

Ondas de calor (fogachos) e suores noturnos

As ondas de calor e os suores noturnos são sintomas marcantes do climatério, afetando cerca de 75% das mulheres.

As ondas de calor começam em torno dos 47 ou 48 anos e, geralmente, continuam durante três ou quatro anos. Nos estágios iniciais do climatério, elas podem ocorrer somente na semana anterior à menstruação, quando o nível de estrogênio está naturalmente baixo. Por fim, o nível de estrogênio passa a flutuar no decorrer do ciclo menstrual, fazendo com que as ondas de calor aconteçam a qualquer momento. Essas ondas atingem o ápice durante os dois primeiros anos após a menopausa e, depois, diminuem com o tempo.

Para algumas mulheres, as ondas de calor começam mais cedo: entre o final da casa dos 30 anos e o início da dos 40, podendo persistir por cinco a dez anos. Vinte e cinco por cento das mulheres terão ondas de calor ocasionais por mais de cinco anos. Um estudo sueco descobriu que cerca de 9% das mulheres de 72 anos ainda têm ondas de calor.

Sintomas da menopausa

Há muitos sintomas climatéricos causados principalmente pelas alterações no nível de estrogênio do organismo. Felizmente, a maioria das mulheres não desenvolve todos os sintomas.

- Ansiedade
- Alterações na pele e nos cabelos
- Depressão
- Alterações no sono
- Ressecamento vaginal
- Fadiga
- Cefaleia
- Ondas de calor e suores noturnos
- Menstruações irregulares
- Irritabilidade
- Dores musculares e articulares
- Perda de interesse pelo sexo
- Dores no ato sexual
- Palpitações cardíacas
- Dificuldades de concentração
- Memória fraca
- Problemas urinários

Muitas mulheres conseguem detectar quando uma onda de calor está prestes a acontecer, sentindo uma crescente pressão na cabeça e aceleração nos batimentos cardíacos. Em poucos minutos, as ondas de calor espalham-se rapidamente pelos ombros e tórax, subindo para o pescoço e para a cabeça e provocando grande desconforto e constrangimento. Essas ondas geralmente duram apenas alguns segundos, porém podem persistir por quinze minutos ou mais, repetindo-se várias vezes durante o dia. Você pode, também, notar sudorese e palpitações e se sentir fraca ou eventualmente perder os sentidos. Os suores noturnos podem ser particularmente fortes, perturbando o sono a ponto de algumas mulheres precisarem trocar a roupa de dormir e até os lençóis quando acordam encharcadas de suor.

Dificuldades no sono

Sintomas como suores noturnos não são a única causa para um sono difícil. Tais sintomas podem, também, ser um indicativo de ansiedade ou depressão ocultas. A ansiedade geralmente provoca dificuldade para adormecer – você sente-se extremamente cansada, mas sua mente fica continuamente se lembrando dos acontecimentos do dia ou se preocupando com o futuro. Muito frequentemente, a depressão está relacionada a um despertar matinal precoce – você adormece sem maiores problemas, mas desperta nas primeiras horas da manhã e fica se revirando na cama até o horário de levantar.

Como as alterações hormonais do climatério podem agravar a ansiedade e depressão ocultas, pode ser necessário um tratamento médico específico para essas doenças. Assim, se as noites insones persistirem, principalmente se você conseguiu controlar outros sintomas climatéricos, procure ajuda médica.

Dores de cabeça

A flutuação dos níveis hormonais pode desencadear enxaquecas e outras dores de cabeça em mulheres suscetíveis. Na transição para o climatério, as mulheres percebem uma crescente relação entre as dores de cabeça e as menstruações. Os sintomas pré-menstruais, ou seja, aqueles que ocorrem uma ou duas semanas antes da menstruação, são mais relevantes nesse momento da vida, e tanto as enxaquecas como as dores de cabeça não enxaquecosas podem piorar na semana que antecede a menstruação. As dores de cabeça geralmente diminuem quando as flutuações hormonais desaparecem após a menopausa. Se as dores de cabeça trouxerem muitos problemas, você deve ir a um médico ou a uma clínica especializada para que um tratamento específico seja prescrito.

Dores nas articulações e dores musculares

As dores nos punhos, nos joelhos e nos tornozelos, além de dores lombares, são comuns e podem ser confundidas com osteoartrite.

Relações sexuais dolorosas

O estrogênio estimula a produção de muco proveniente do colo uterino e outros fluidos que mantêm a vagina lubrificada. Após a menopausa, a deficiência de estrogênio resulta em menor produção desses fluidos lubrificantes. Então, a vagina torna-se menos trófica, menos elástica e mais ressecada. Da mesma forma, como essas alterações tornam as relações sexuais mais dolorosas, elas também podem causar coceira (prurido) e irritação vulvar. Mas, como a excitação sexual estimula a produção de fluidos lubrificantes, as preliminares e as carícias prolongadas antes do ato sexual podem ajudar a prevenir uma relação sexual dolorosa.

Perda de libido

O desejo sexual frequentemente diminui no climatério, e as mulheres demoram mais tempo para se excitar. O desejo sexual também é influenciado pelo bem-estar geral, perturbações emocionais e relações sexuais dolorosas.

Sintomas urinários

Outro problema do climatério é a necessidade urgente, imperiosa, de urinar (urgência miccional), o que pode ocorrer mesmo que você tenha acabado de sair do banheiro. Uma das possíveis causas desse sintoma é a deficiência de estrogênio, que faz com que os tecidos em torno do colo vesical fiquem mais atrofiados. Além disso, há o enfraquecimento dos músculos que suportam o útero e impedem a perda urinária.

Um acesso de tosse e uma corrida costumam provocar perdas constrangedoras de urina (incontinência de esforço), que afetam de

10 a 20% das mulheres com mais de 60 anos e mais de 40% das mulheres com mais de 80 anos. Também é comum que a incontinência de esforço afete mulheres no final da casa dos 40 anos e no decorrer da década dos 50 anos.

As infecções urinárias recorrentes são, também, mais comuns, pois a mucosa da bexiga fica mais fina e mais seca. A deficiência de estrogênio altera a acidez vaginal, resultando na menor presença das bactérias protetoras que ajudavam a combater as infecções antes da menopausa. A sensação de queimação e ardência ao urinar geralmente indica a presença de uma infecção.

Pele e cabelo ressecados

O estrogênio mantém a pele hidratada e estimula o crescimento dos cabelos, daí o "brilho" próprio da gravidez, período em que os níveis de estrogênio estão muito altos. Sem estrogênio, a pele fica seca, perdendo a elasticidade e tornando as rugas mais proeminentes. O cabelo cresce mais devagar, mas a perda capilar permanece no mesmo ritmo, e, por isso, o cabelo fica mais fino e menos maleável.

Ressecamento ocular

Assim como a pele fica mais seca após a menopausa, muitas mulheres observam que os olhos se mostram secos e coçam com mais facilidade, em consequência de uma menor produção lacrimal.

Ganho de peso

As mulheres podem ganhar peso devido à redução na atividade física, o que pode ser resultado de mudanças no estilo de vida, mas, também, por causa de problemas nas articulações. À medida que envelhecemos, nosso corpo queima energia mais lentamente do que quando éramos mais jovens, o que pode levar a um ganho de peso se você não comer menos e exercitar-se mais. As alterações hormonais também têm um papel nisso, porque o estrogênio é responsável por manter a silhueta feminina, e, após a menopausa, o peso tende a se acumular mais em torno da cintura do que dos quadris.

Sintomas emocionais

Uma noite de sono maldormida tem um efeito nocauteador, que resulta em cansaço, letargia, dificuldade de concentração e depressão durante o dia. Esses sintomas são muito aflitivos, tornando mais penoso o cumprimento das demandas diárias. Encontrar formas de melhorar a qualidade do sono, seja controlando os suores noturnos, seja tratando a depressão, pode ajudar a restaurar o equilíbrio.

Sintomas não relacionados com hormônios

A depressão e os problemas sexuais que cercam a menopausa não são apenas resultado da queda no nível de estrogênio. O climatério marca uma época difícil na vida das mulheres por muitas razões, já que pode coincidir com a saída dos filhos de casa, a aposentadoria iminente, dificuldades conjugais, pais idosos doentes. Essas mudanças cobram seu preço e podem exigir um apoio profissional.

Diagnóstico da "transição menopáusica"

Os sintomas da mudança geralmente são evidências suficientes para determinar o diagnóstico, particularmente em mulheres no final dos 40 anos e início dos 50. Se houver dúvidas em relação ao diagnóstico, por exemplo, se uma mulher tiver uma menopausa prematura, ele pode ser confirmado por um exame de sangue simples para dosagem dos níveis hormonais. A não ser que a menstruação tenha parado totalmente, o exame de sangue é feito na primeira semana do ciclo menstrual, considerando-se o primeiro dia do ciclo menstrual como o primeiro dia de sangramento. Esse exame afere os níveis do hormônio folículo-estimulante (FSH) e do hormônio luteinizante (LH), que se apresentam em um nível mais alto do que o usual se a mulher estiver próxima do período perimenopáusico (ou seja, perto da menopausa). Às vezes, é feito um segundo exame aproximadamente uma semana antes da data em que se espera a menstruação, para dosar os níveis de progesterona. A presença de níveis aumentados desse hormônio confirma que a mulher ovulou nesse ciclo. Como o resultado desses exames de sangue vale somente para esse ciclo menstrual específico, e alterações repentinas dos níveis hormonais podem ocasionalmente confundir os resultados, esses resultados precisam ser analisados dentro de um contexto amplo, já que um único resultado normal não exclui o diagnóstico de climatério.

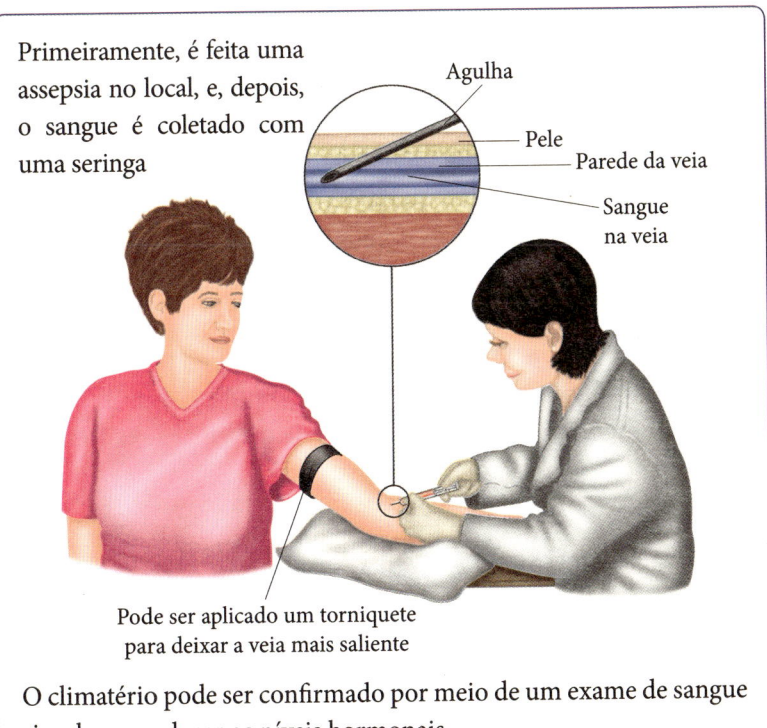

O climatério pode ser confirmado por meio de um exame de sangue simples para dosar os níveis hormonais.

Riscos pós-menopáusicos

O climatério assumiu uma importância muito maior nos últimos anos, particularmente na sociedade ocidental, porque, com uma expectativa de vida de mais de 80 anos (e em elevação), muitas mulheres podem viver nesse período durante mais de um terço da vida.

Embora os sintomas do climatério não sejam uma ameaça à vida, os efeitos em longo prazo da deficiência de estrogênio podem ser. As principais doenças da velhice são doenças cardíacas, acidentes vasculares cerebrais (AVC), câncer de mama e de intestino, osteoporose, fraturas e, também, demência. Todas essas doenças podem ser decorrentes da deficiência de estrogênio, portanto as mulheres que tiveram uma menopausa prematura correm um risco maior. E embora essas doenças nem sempre resultem em morte, podem levar a uma significativa piora da qualidade de vida, tanto para as mulheres afetadas quanto para seus familiares.

Pontos-chave

- Há muitos sintomas indicativos da "transição menopáusica", que variam de moderados a graves.
- Os sintomas típicos são menstruações irregulares, ondas de calor (fogachos) e suores noturnos.
- Esses sintomas podem incluir, também, alterações de humor, dificuldades de sono e depressão.
- O diagnóstico do climatério geralmente é baseado nos sintomas.
- A maioria dos sintomas desaparece dentro de poucos anos após o fim das menstruações.
- As mulheres agora vivem mais tempo, e os efeitos em longo prazo da deficiência de estrogênio são cada vez mais notórios. Após a menopausa, o risco de fraturas, AVC e doenças cardíacas aumenta a cada ano que passa.

Como se ajudar a melhorar

Sintomas do climatério

Se os sintomas do climatério forem relativamente amenos, vale a pena experimentar algumas providências simples antes de considerar medidas complementares ou terapias por recomendação médica.

Ondas de calor e suores noturnos

Mantenha-se refrescada: as ondas de calor podem ser desencadeadas por uma elevação da temperatura, pela ingestão de alimentos fortemente condimentados ou por bebidas quentes, como chá ou café. Algumas mulheres melhoram abanando-se com um leque e bebendo bebidas geladas. Use roupas de fibras naturais, que permitem a circulação do ar pelo corpo, e vista camadas de roupas, em vez de um único suéter grosso. Para dormir, prefira lençóis e edredons de algodão e mantenha o aposento arejado com uma ventilação adequada.

Exercícios

A ocorrência de ondas de calor em mulheres fisicamente ativas é menos frequente, e as ondas são geralmente menos fortes do que em mulheres sedentárias.

Perda de peso

Um alto índice de massa corporal (ou seja, excesso de peso)

predispõe à ocorrência de ondas de calor mais frequentes e mais fortes.

Abandono do cigarro
Quanto mais uma mulher fuma, maior a probabilidade de vir a ter ondas de calor.

Relaxamento
Quando uma onda de calor começar, é possível atenuar sua gravidade fazendo imediatamente um relaxamento com respiração lenta e controlada.

Noites maldormidas

As estratégias descritas antes, que incluem prática de exercícios, perda de peso e relaxamento, também se aplicam para melhorar o sono. Além disso, evite a ingestão de bebidas e alimentos estimulantes antes de dormir, particularmente bebidas alcoólicas. É melhor tomar um copo de leite morno. Tome um banho morno, leia um livro ou assista à televisão até se sentir sonolenta, mas evite filmes de ação ou outros programas estimulantes. Mantenha a temperatura do dormitório agradável arejando o ambiente. Se acordar no meio da noite e não conseguir retomar o sono, levante-se, beba algo e leia por algum tempo. Caso sinta cansaço durante o dia, tire uma soneca de vinte minutos, mas, se a soneca for mais prolongada do que isso, terá dificuldade para dormir à noite.

Menstruações irregulares

À medida que as menstruações se tornam mais irregulares, é comum que também sejam mais abundantes e dolorosas. Cólicas menstruais podem ser melhoradas com a prática de exercícios leves ou o uso de uma bolsa de água quente, mas uma menstruação dolorosa frequentemente requer um tratamento específico. Se os analgésicos comuns não resolverem, consulte um médico. Como uma menstruação muito abundante pode causar anemia, aumente a ingestão de ferro, consumindo alimentos ricos em ferro, como carne e espinafre, ou tomando suplementos de ferro.

Dores de cabeça (cefaleias)

A maior parte das dores de cabeça é resultante de alguns fatores subjacentes óbvios, como o ato de pular refeições, noites maldormidas ou dores musculares. As enxaquecas podem ter a mesma origem, portanto ajude a reduzir a frequência das crises, alimentando-se com regularidade e dormindo o suficiente. Analgésicos simples ou medicamentos para enxaqueca vendidos sem receita médica ajudam a controlar os sintomas, mas evite tomá-los mais de uns dois dias por semana, pois o uso frequente pode exacerbar o problema, provocando o chamado "efeito rebote". Além disso, tomar analgésicos com frequência pode diminuir a ação dos analgésicos naturais do organismo, que são as endorfinas, intensificando, assim, a dor. Se as dores de cabeça não responderem a medidas simples, consulte um médico. Ele poderá indicar-lhe um tratamento, incluindo medicamentos para tratar e prevenir crises. Para mais informações sobre dores de cabeça, veja o livro da coleção *Doutor Família – Enxaqueca*.

Dores musculares e articulares

Cremes e gel que aumentam a circulação sanguínea no local ou compressas térmicas podem proporcionar algum alívio, mas, se os sintomas forem graves, alguns analgésicos, como paracetamol, ou medicamentos anti-inflamatórios, como aspirina ou ibuprofeno, podem ser necessários. Se nenhum desses fizer efeito, consulte um médico. Tente também exercícios que não impliquem carregar peso, como andar de bicicleta ou nadar. A perda de peso reduz a carga sobre as articulações. Suplementos de óleo de peixe e glucosamina também podem ajudar.

Ressecamento vaginal

Se o ressecamento vaginal for o único problema, gel lubrificante comprado em farmácias ajuda. Nunca use vaselina nem outros produtos oleosos, porque eles impedem que a pele da vulva respire e aumentam o risco de infecções. Espalhe o produto generosamente sobre a região da vulva, principalmente em torno da abertura da vagina. Existem no mercado internacional dois lubrificantes artificiais indicados: Replens e Senselle. Eles podem ser aplicados de duas a três vezes por semana. Revestem o interior da vagina com um lubrificante não hormonal cuja ação persiste por um ou dois dias, portanto não devem ser aplicados imediatamente antes de uma relação sexual. Já o gel KY, disponível no Brasil, precisa ser usado imediatamente antes da relação sexual.

Perda de libido

O impulso sexual diminui naturalmente com o passar do tempo, e as mulheres demoram mais para se excitar sexualmente. Enquanto as mais jovens podem ficar suficientemente excitadas para penetração sexual em pouco tempo, até em questão de segundos, mulheres climatéricas podem levar cinco minutos ou mais. Retardar a penetração, aumentando o tempo das preliminares, permite que as glândulas de Bartholin produzam a máxima quantidade de lubrificação antes de iniciado o ato sexual.

Sintomas urinários

Quando você sentir que vai tossir ou espirrar, simplesmente cruze as pernas para ajudar a impedir a perda de urina. Alimente-se com grandes quantidades de frutas frescas, legumes e alimentos fibrosos para evitar a constipação, que pode comprimir a bexiga e a uretra.

Fortalecimento dos músculos do assoalho pélvico

Tente também emagrecer, pois o excesso de peso pressiona os músculos do assoalho pélvico, que proporcionam suporte para a bexiga, o reto e o útero. O parto é uma das causas do enfraquecimento desses músculos, fraqueza essa que progride com a deficiência de estrogênio decorrente do climatério. O fortalecimento desses músculos ajuda a reduzir a incontinência urinária.

A técnica de fortalecimento mais comum são os exercícios para o assoalho pélvico, conhecidos como exercícios Kegel, em homenagem ao seu inventor, o dr. Arnold Kegel. Para surtir efeito, é preciso praticar esses exercícios durante alguns meses. Eles podem ser feitos a qualquer momento, enquanto você estiver dirigindo, executando tarefas domésticas ou falando ao telefone.

Sente-se com os joelhos ligeiramente afastados e imagine que você está tentando não deixar escapar gases pelo ânus e, para tanto, precisa contrair os músculos ao redor dele. Contraia esses músculos como se você realmente estivesse segurando a saída de flatos. Deve conseguir sentir os músculos se movimentarem e a pele ao redor do ânus se contrair. As pernas e as nádegas devem permanecer totalmente imóveis.

Um segundo exercício é imaginar que está sentada no vaso sanitário. Imagine-se tentando interromper o fluxo da urina. Mantenha os músculos contraídos por no mínimo cinco segundos, se conseguir, e depois relaxe.

Repita esse exercício ao menos cinco vezes. Agora, contraia os músculos rapidamente de forma bem intensa. Repita pelo menos cinco vezes. Faça esses exercícios – cinco vezes de forma lenta e cinco vezes de forma rápida – ao menos dez vezes ao dia.

Pequenos cones de plástico inseridos na vagina comprados em lojas especializadas em produtos médico-hospitalares (cones vaginais) podem ajudar a exercitar adequadamente os músculos do assoalho pélvico, mantendo-os contraídos para impedir a queda e a consequente retenção do cone enquanto a paciente permanece em pé.

Se você encontrar dificuldade em fazer esses exercícios ou considerá-los ineficazes, seu médico poderá aconselhá-la ou talvez encaminhá-la para um especialista em incontinência urinária.

Fortalecimento da musculatura pélvica

1. Exercícios para o assoalho pélvico envolvem a contração consciente dos músculos que suportam o útero, o intestino e a bexiga, com a finalidade de fortalecê-los. Isso resulta em redução da incontinência urinária.

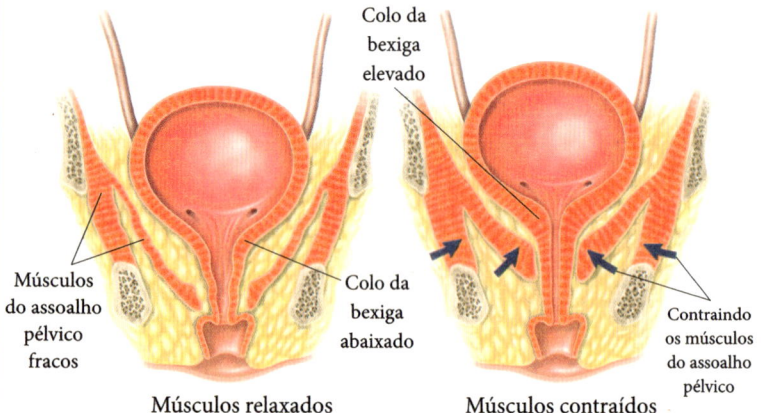

2. Colocar um cone plástico na vagina e contrair os músculos do assoalho pélvico para mantê-lo no lugar pode ajudar a fortalecer os músculos que controlam a continência urinária.

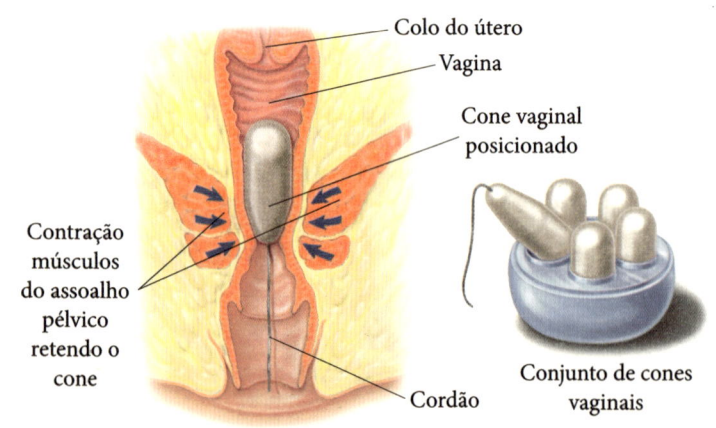

Infecções urinárias

Não restrinja a quantidade de líquidos que você bebe. Isso pode piorar o problema, aumentando a suscetibilidade às infecções urinárias, porque impede que as bactérias patogênicas sejam eliminadas na urina. Reduza café, chá forte e outras bebidas ricas em cafeína – substância que irrita a mucosa da bexiga –, tais como refrigerantes à base de cola.

A cistite pode ser tratada com citrato de sódio, um produto farmacêutico que torna a urina menos ácida. Uma alternativa é beber suco de *cranberry* ou água com uma colher de chá de bicarbonato de sódio, o que também diminui a acidez da urina. Se esses sintomas não forem atenuados dentro de um ou dois dias, consulte seu médico, pois você pode estar com uma infecção que necessita ser tratada com antibióticos.

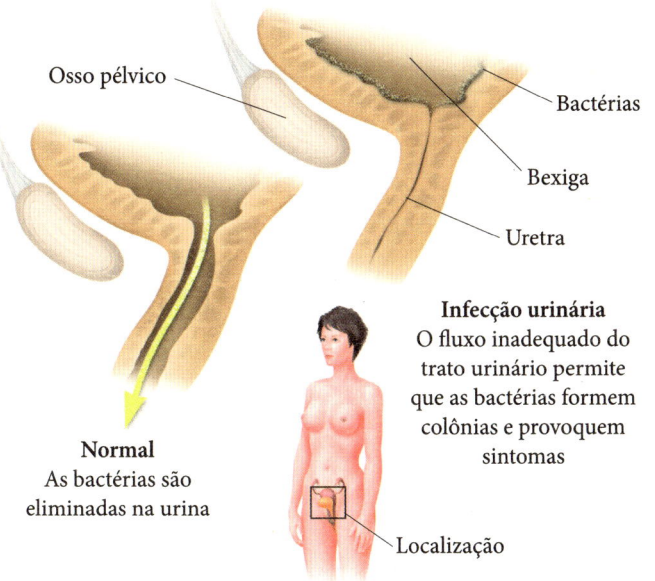

Osso pélvico

Bactérias

Bexiga

Uretra

Normal
As bactérias são eliminadas na urina

Infecção urinária
O fluxo inadequado do trato urinário permite que as bactérias formem colônias e provoquem sintomas

Localização

As infecções urinárias não são frequentes porque as bactérias são constantemente eliminadas na urina. O sistema imunológico geralmente é capaz de conviver com as poucas bactérias que eventualmente entram na bexiga.

Pele e cabelo secos

Mantenha um corte de cabelo simples e fácil de pentear e use condicionador para hidratar o cabelo. Se for se expor ao sol, use protetor solar eficaz e chapéu. Se você costuma nadar regularmente em piscinas, use touca e aplique uma quantidade generosa de hidratante na pele e no cabelo após o banho, pois o cloro desidrata ambos.

Ressecamento ocular

É comum as mulheres apresentarem problemas de ressecamento ocular quando entram no climatério. Muitas encontram alívio simplesmente usando colírios à base de lágrimas artificiais, que podem ser comprados sem receita médica. Existe uma variedade de produtos farmacêuticos, como hipromelose, hidroxietilcelulose, parafina líquida ou solução salina. As lágrimas artificiais isentas de conservantes são as mais confortantes. Evite produtos que clareiam os olhos, pois não têm as qualidades adequadas de lubrificação e, frequentemente, pioram o problema. Algumas mudanças simples no estilo de vida podem melhorar significativamente a irritação proveniente do ressecamento ocular; por exemplo, beber de oito a dez copos de água ao longo do dia para manter o corpo hidratado. Faça um esforço consciente para piscar com frequência, principalmente quando estiver lendo, trabalhando no computador ou assistindo à televisão. Evite esfregar os olhos para não aumentar a irritação.

Se essas medidas simples não foram eficazes, consulte um médico. Determinados medicamentos, problemas da tireoide, deficiência de vitamina A e doenças como o mal de Parkinson e a síndrome de Sjögren (uma enfermidade na qual o sistema imunológico agride as glândulas que produzem as lágrimas e a saliva) também podem provocar ressecamento.

Ganho de peso

Indícios crescentes sugerem que o ganho de peso na pós-menopausa é uma forma de a natureza produzir mais estrogênio. Depois da menopausa, certa quantidade de estrogênio origina-se a partir da gordura, assim, quanto mais obesa você for, mais estrogênio será produzido. Isso pode explicar o motivo pelo qual as mulheres obesas no geral têm ossos mais fortes do que as magras. Obviamente, é necessário um equilíbrio, uma vez que a obesidade está relacionada a doenças cardíacas. A conclusão é que, na maioria dos casos, manter-se em boa forma física e adotar uma dieta alimentar saudável permite que o peso se estabilize no patamar ideal.

Problemas emocionais

A maior parte de nós já se sentiu deprimida em algum momento da vida. Geralmente, isso é resultado de um evento específico, e, no fim, esses sentimentos são amenizados com o decorrer do tempo. As alterações hormonais podem tornar mais difícil tolerar os reveses da vida. Encontrar maneiras de relaxar e descontrair-se, alimentar-se de forma saudável e fazer exercícios físicos adequados irá melhorar o seu humor. Restrinja o consumo de bebidas alcoólicas, porque podem agravar a depressão. Busque ajuda médica logo, um médico compreensivo talvez seja tudo de que você precisa, mas aconselhamento psicológico e terapia medicamentosa talvez sejam necessários.

PREVENÇÃO DE DOENÇAS CARDÍACAS CORONARIANAS E OSTEOPOROSE

O que é doença cardíaca coronariana?

O coração é o músculo que bombeia sangue para o organismo. Os vasos sanguíneos, ou artérias, fornecem sangue para o músculo cardíaco. Quando o fluxo do sangue através das artérias é obstruído, o músculo cardíaco pode morrer; é quando acontece o infarto do miocárdio. A forma mais comum de tais obstruções ocorrerem é por meio da uma doença denominada aterosclerose, a qual pode ser prevenida. As artérias que levam sangue para o cérebro também podem ser afetadas pela aterosclerose, o que pode resultar em AVC.

Mudanças no estilo de vida para prevenir doenças cardíacas coronarianas

Muitos dos fatores de risco para doenças cardíacas coronarianas podem ser reduzidos com mudanças simples no estilo de vida, como perder peso, parar de fumar, fazer alterações na dieta alimentar e praticar mais exercícios físicos.

O que é osteoporose?

A osteoporose é uma doença que enfraquece os ossos, fazendo com que ocorram fraturas mais facilmente. Infelizmente, a osteoporose não apresenta sintomas até que haja uma fratura, principalmente nos quadris, na coluna vertebral e no punho.

Uma fratura nos quadris pode causar incapacitação física prolongada ou permanente ou até mesmo a morte. Fraturas na coluna ou nas vértebras também acarretam graves consequências, como perda de estatura, fortes dores nas costas e deformidades.

Mudanças no estilo de vida para prevenir a osteoporose

A prática de exercícios adequados e uma dieta saudável rica em cálcio mantêm os ossos fortes. Entretanto, a prevenção efetiva da osteoporose começa cedo, preferencialmente na infância, pois muito pode ser feito para proteger as crianças. Elas precisam de exercícios e uma boa alimentação que inclua alimentos ricos em cálcio e devem ser advertidas sobre os perigos do tabagismo.

O pico da massa óssea dos adultos é alcançado aos 35 anos. Nos homens, o pico da massa óssea é de 25 a 30% maior do que o das mulheres, o que as predispõe a um maior risco de osteoporose. A perda óssea inicia-se logo após o pico, começando mais cedo nas mulheres e sendo acelerada após a menopausa.

Exercícios para ter um coração saudável e ossos fortes

Nunca é demais enfatizar o valor dos exercícios. Estudos mostram que estar fisicamente em forma diminui o risco de doença cardíaca coronariana, mesmo em pessoas que têm outros problemas de saúde, como hipertensão arterial e colesterol alto. Para minimizar os riscos, entretanto, você deve estar em boa forma física e evitar os outros principais fatores de risco: tabagismo, hipertensão e colesterol alto.

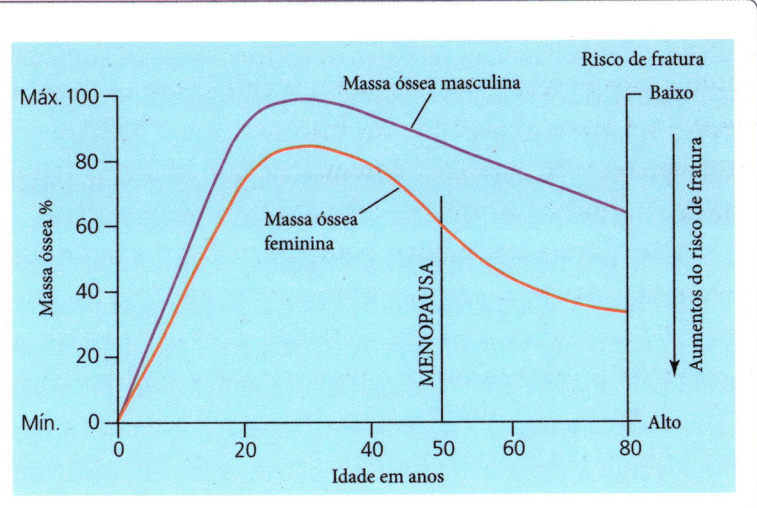

A massa óssea atinge o pico entre os 25 e 40 anos nos homens e nas mulheres e depois começa a decair. Nas mulheres, a perda acelerada de massa óssea ocorre após a menopausa.

Nunca é tarde demais para começar a se exercitar. Há um estudo que mostra que uma pessoa de 80 anos melhora a força muscular na mesma porcentagem de alguém de 25 anos. Se você é sedentária, fazer qualquer coisa é melhor do que nada! Estudos mostram que pessoas que têm uma forma física ruim estão mais propensas a morrer mais cedo do que aquelas que atingiram ao menos um nível moderado na sua forma física. Não são apenas o coração e os ossos que se beneficiam com a prática regular de exercícios; ela melhora também a força e potência musculares. Se você tropeçar, vai ter mais força para se agarrar em algo. Se estiver tomando medicamentos, como tranquilizantes e hipnóticos, ou se ingerir bebidas alcoólicas, reavalie a necessidade que você tem deles, pois podem afetar seu discernimento, fazendo com que esteja mais propensa a tropeçar e cair.

Os exercícios nos quais o peso do corpo é sustentado pelas pernas e pelos pés fortalecem os ossos e podem ajudar a prevenir fraturas. O exercício mais fácil e mais conveniente é a caminhada, que fortalece o coração e os ossos. Comece com caminhadas mais curtas e, gradualmente, vá aumentando o percurso. A natação não é uma atividade de sustentação de peso, pois o corpo é suportado pela água. Mas é excelente para quem tem problemas nas articulações, sendo boa também para o coração.

Embora a recomendação da prática de exercício preconize trinta minutos por semana, isso não precisa ser tão desanimador quanto parece, pois pode consistir em momentos de um minuto de atividades vigorosas. Escalada, jardinagem, trabalho doméstico de moderado a pesado, dança e exercícios feitos em casa, todos são benéficos. Mais uma vez, fazer qualquer coisa é melhor do que nada.

Pessoas de meia-idade ou idosas que são inativas e correm alto risco de doença cardíaca ou já são portadoras dessa enfermidade devem buscar aconselhamento médico antes de começar uma atividade ou aumentar significativamente a intensidade.

Exercícios como rotina diária

O principal motivo pelo qual as pessoas fracassam na prática de exercícios é a falta de tempo para incorporar o exercício à rotina diária. Por que não caminhar ou pedalar uma bicicleta quando for ao comércio em vez de pegar um ônibus ou usar o carro? Se a distância for grande, desça do ônibus um ponto antes ou estacione o carro a certa distância. Se estiver a fim de fazer um exercício mais formal, como uma corrida acelerada, vá em frente, mas tenha cuidado para não exagerar logo de início.

Faça sempre um aquecimento e vá reduzindo a intensidade aos poucos para prevenir lesões musculares. Se não estiver se sentindo bem, evite exercícios vigorosos, porque isso pode impor um esforço indevido ao coração. Lembre-se: um programa de exercício deve ser mantido por toda a vida, e não apenas durante algumas semanas do ano.

Atenção à dieta alimentar

Estrogênio natural

Alguns estudos indicam que os estrogênios naturais encontrados em muitos vegetais, particularmente feijões e leguminosas, podem proteger contra a osteoporose, doenças cardíacas e câncer de mama. Certamente, a incidência dessas doenças é bem menor em países como o Japão, onde produtos à base de soja (que é rica em estrogênio), como o tofu, são uma parte essencial da alimentação.

Cálcio

Os ossos contêm cálcio, portanto uma dieta saudável contendo cálcio é necessária para garantir que eles se desenvolvam adequadamente e permaneçam fortes. Os períodos de crescimento obviamente aumentam a demanda por cálcio, assim os adolescentes e as mulheres grávidas precisam de maiores quantidades. A quantidade diária recomendada para adultos é de 700 miligramas (mg). Laticínios como leite, queijo e iogurte são as melhores fontes de cálcio, que é prontamente absorvido pela corrente sanguínea. Infelizmente, hoje em dia, existem muitas dietas de emagrecimento que retiram da alimentação das mulheres os laticínios, uma vez que eles contêm altos níveis de gordura. A solução é continuar ingerindo laticínios, mas passar a usar alternativas com baixo teor de calorias, como o leite desnatado, que, na realidade, contém um pouco mais de cálcio do que o leite integral. Peixes enlatados, como a sardinha, e salmão são excelentes porque contêm ossos moles, que são ricos em cálcio.

Vitamina D

Essa vitamina ajuda na absorção de cálcio. A ingestão diária de vitamina D vem diminuindo com o passar dos anos, e isso pode ter relação com o aumento dos índices de fraturas. Peixes gordos, tais como o alabote (ou solha), cavalinha e salmão, são fontes ricas de vitamina D. Há estudos indicando que duas refeições de peixe gordo por semana podem reduzir o risco de fraturas em 20%.

Fontes alimentícias de cálcio			
Laticínios (porção média)	Teor de cálcio (em mg)	Produtos não lácteos (porção média)	Teor de cálcio (em mg)
Leite desnatado: 190 ml	235	Tofu (vaporizado): 100 mg	510
Leite semidesnatado: 190 ml	231	Sardinhas em óleo (drenadas): 60 g	220
Leite integral: 190 ml	224	Figos secos: 30 g	75
Iogurte: 140 g	240	Feijões assados: 120 g	50

Queijo tipo Edam: 30 g	216	1 laranja	47
Queijo cheddar: 30 g	207	1 fatia de pão branco	28
Queijo cottage: 30 g	82	1 fatia de pão integral	7

Suplementação da dieta alimentar

Os suplementos de cálcio são um acréscimo útil a uma dieta pobre, particularmente no início da vida, quando os ossos estão em desenvolvimento. Se você for diagnosticada com osteoporose, vai precisar complementar sua dieta para garantir a ingestão de 1.000 a 1.200 mg de cálcio por dia. A vitamina D está disponível também na forma de suplementos de 400 a 800 unidades internacionais, ou UI (10 a 20 microgramas), ao dia, frequentemente associada ao cálcio. Esteja atenta para não exagerar e tente atender as necessidades diárias de cálcio por meio da sua dieta alimentar, em vez de recorrer aos suplementos. A ingestão de mais de 2.000 mg de cálcio pode elevar o risco de ter cálculos renais e também interferir na absorção de outros minerais, como o ferro.

Redução na ingestão de bebidas alcoólicas

Embora se acredite que beber com moderação é benéfico para a saúde, a bebida em excesso eleva o risco de osteoporose e doenças cardíacas coronarianas, além dos seus efeitos gerais sobre a saúde. A densidade do osso do quadril (ilíaco) é reduzida em até 12% em mulheres no final da casa dos 40 anos que bebem com regularidade mais de duas unidades de bebidas alcoólicas por dia, portanto tente beber não mais do que isso. Não há necessidade de ser abstêmia, pois uma pequena porção de bebida alcoólica por dia ajuda você a se proteger de doenças cardíacas coronarianas e AVC. Uma unidade de álcool é equivalente 284 ml (meio pint) de cerveja, sidra ou cerveja tipo *lager* (com 3 % a 4% de álcool por volume), ou a uma pequena dose de bebida forte ou uma medida padrão de licor ou vinho fortificado. Uma unidade e meia de bebida alcoólica equivale a uma pequena taça de vinho fortificado comum ou a uma medida padrão de bebida alcoólica nos bares da Inglaterra (pubs). Lembre-se de que cervejas e vinhos mais fortes contêm mais unidades de álcool.

O que é uma unidade de bebida alcoólica?

Uma garrafa de 1 litro de uma bebida forte – destilado, uísque ou gim – contém cerca de 40 unidades.

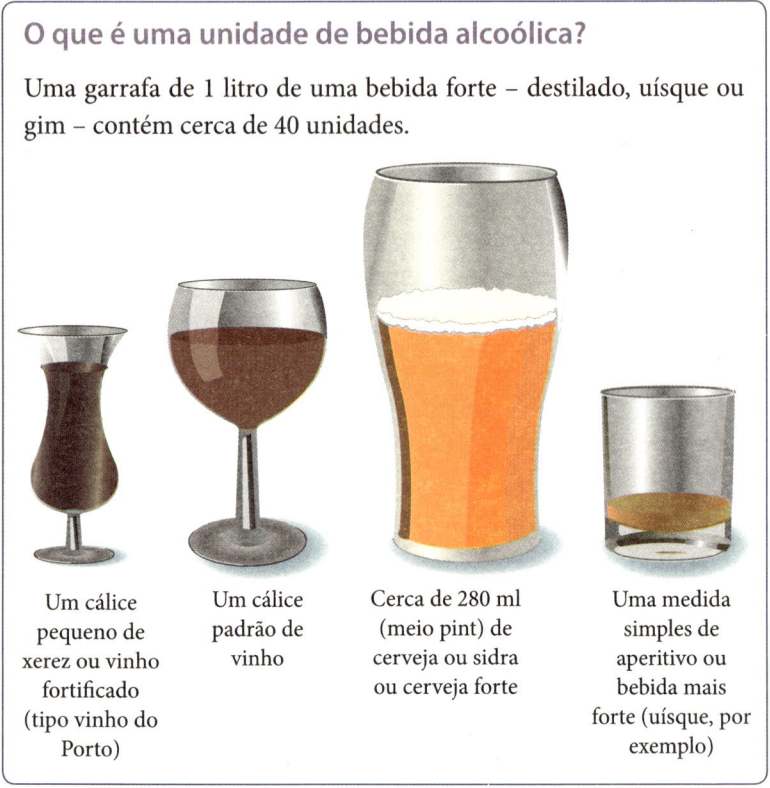

Um cálice pequeno de xerez ou vinho fortificado (tipo vinho do Porto)

Um cálice padrão de vinho

Cerca de 280 ml (meio pint) de cerveja ou sidra ou cerveja forte

Uma medida simples de aperitivo ou bebida mais forte (uísque, por exemplo)

Controle do peso

A gordura que geralmente se forma em torno da cintura da mulher de meia-idade e também da idosa pode ajudar a manter a densidade óssea, porque os hormônios produzidos pela glândula suprarrenal e pelos ovários após a menopausa são convertidos em estrogênio pelas células de gordura. No entanto, é importante manter um peso saudável, porque o excesso de peso está associado ao risco de doenças cardíacas coronarianas e de AVC.

O índice de massa corporal (IMC) é uma medida útil do peso saudável, sendo facilmente calculável se você souber seu peso (medido em quilos) e sua altura (medida em metros). O IMC recomendado é entre 18,5 e 24,9. Se você tiver um IMC inferior a 18,4, está abaixo do peso para a sua altura; se seu IMC estiver entre 25 e 29,9, você está acima do peso ideal para sua altura; se o IMC for superior a 30, está obeso. Para calcular o seu IMC, divida seu peso pelo quadrado de sua altura. Por exemplo, se você pesa 70 quilos e mede 1,68 metro, o seu IMC é seu peso dividido pelo quadrado da sua altura (1,68 x 1,68 = 2,82), ou seja, 70 dividido por 2,82 = 24,8. Portanto, seu IMC é de 24,8 (veja página 35).

Qual o peso ideal?

- O índice de massa corporal (IMC) é uma medida útil para obter o peso saudável.
- A altura deve ser determinada em metros, e o peso, em quilos.
- A fórmula para calcular o IMC é a seguinte:

$$IMC = \frac{\text{Seu peso}}{(\text{altura em metros x altura em metros})}$$

$$Ex: \frac{70}{(1,68 \times 1,68)} = 24,8$$

- A recomendação é tentar manter o IMC na faixa entre 18,5 e 24,9
- A tabela a seguir é uma forma mais simples de avaliar o índice de massa corporal. O ponto em que as linhas do peso e da altura se encontram é o valor do IMC.

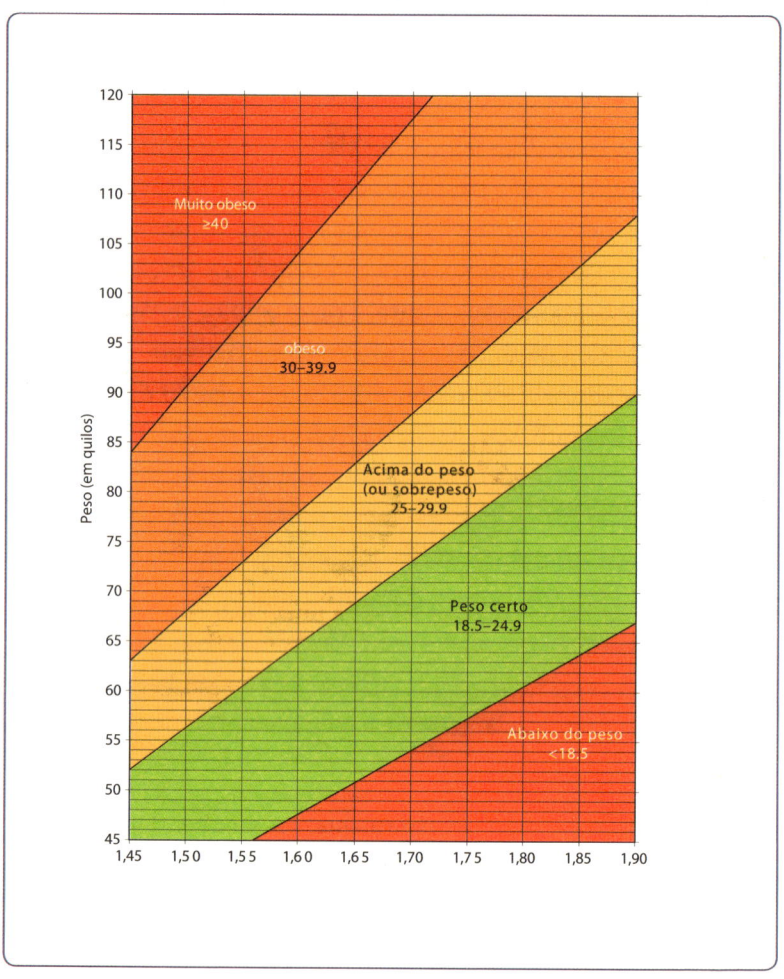

Como se ajudar a melhorar

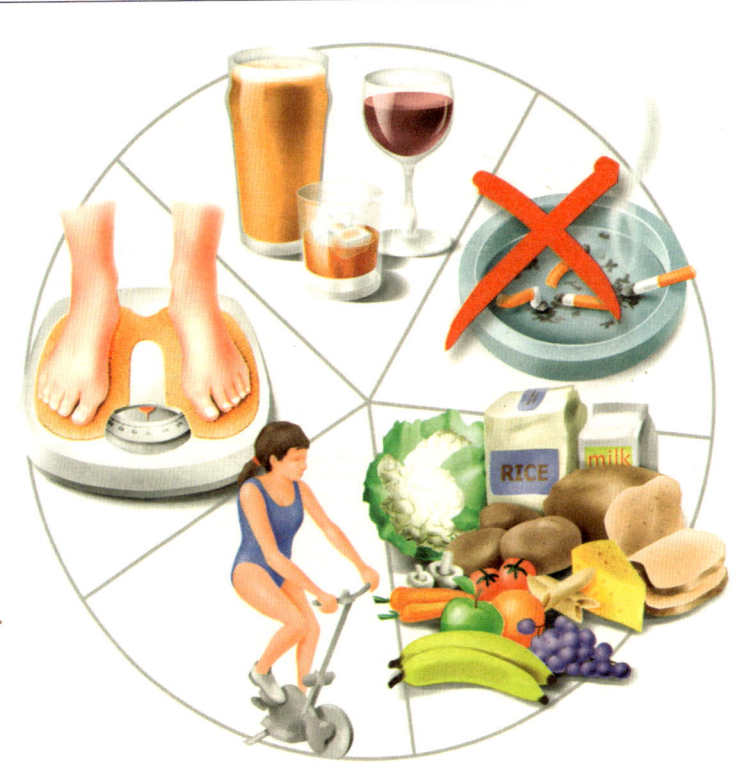

Há muito que você pode fazer para manter sua saúde em longo prazo, promovendo mudanças simples no seu estilo de vida: mantendo o peso certo para sua altura, parando de fumar, ingerindo bebidas alcoólicas com moderação, comendo grandes quantidades de frutas, legumes e alimentos ricos em cálcio e, além disso, exercitando-se regularmente.

Parar de fumar

O tabagismo aumenta o risco de doenças cardíacas coronarianas, fraturas e tumores malignos. Nas mulheres fumantes, a idade da menopausa pode se antecipar em um ou dois anos quando comparada com a das mulheres não fumantes.

Tratamentos complementares

Muitas mulheres preocupadas com os efeitos dos medicamentos sobre seu organismo estão querendo encontrar formas alternativas para controlar os sintomas. Acupuntura, aromaterapia, biofeedback, herbalismo, homeopatia, osteopatia, fisioterapia e outros tratamentos podem ser úteis, mas há poucos estudos sobre os benefícios e riscos em potencial dessas alternativas. É importante tratar-se com terapeutas qualificados.

Manutenção da saúde

Atenção às mamas

Estar atento a quaisquer modificações nas mamas é muito importante. As mamas variam de mulher para mulher, e, portanto, é muito fácil para elas a identificação de mudanças. O que é normal para uma mulher pode não ser para outra. Mesmo as mamas de uma mesma mulher também podem parecer distintas e passar uma sensação diferente à palpação, mas isso depende da época do mês e da idade da mulher. Observar a aparência das mamas e qual a sensação que passam à palpação em diferentes momentos ajuda a saber o que é normal para você e, a partir daí, reconhecer alterações anormais. Você deve estar especialmente atenta a quaisquer novas saliências e nódulos (caroços) nas mamas ou nas axilas, modificações do contorno ou formato das mamas, surgimento de depressões, descamação ou descoloração da pele, aparecimento de secreções anormais em uma mama e quaisquer outras alterações no mamilo. Se notar qualquer coisa incomum ou preocupante, consulte um médico.

Mulheres na faixa dos 50 aos 70 anos devem fazer ultrassonografia das mamas rotineiramente.

Mantenha o exame de Papanicolau atualizado

O exame de Papanicolau (ou esfregaço cérvico-vaginal) ajuda a diagnosticar lesões no colo uterino, possibilitando a detecção e o tratamento de anormalidades ainda no começo, as quais, se não forem tratadas, poderão levar a um câncer no cérvix (o colo do útero). A detecção e o tratamento prematuros podem prevenir o desenvolvimento de um câncer em 80% a 90% dos casos.

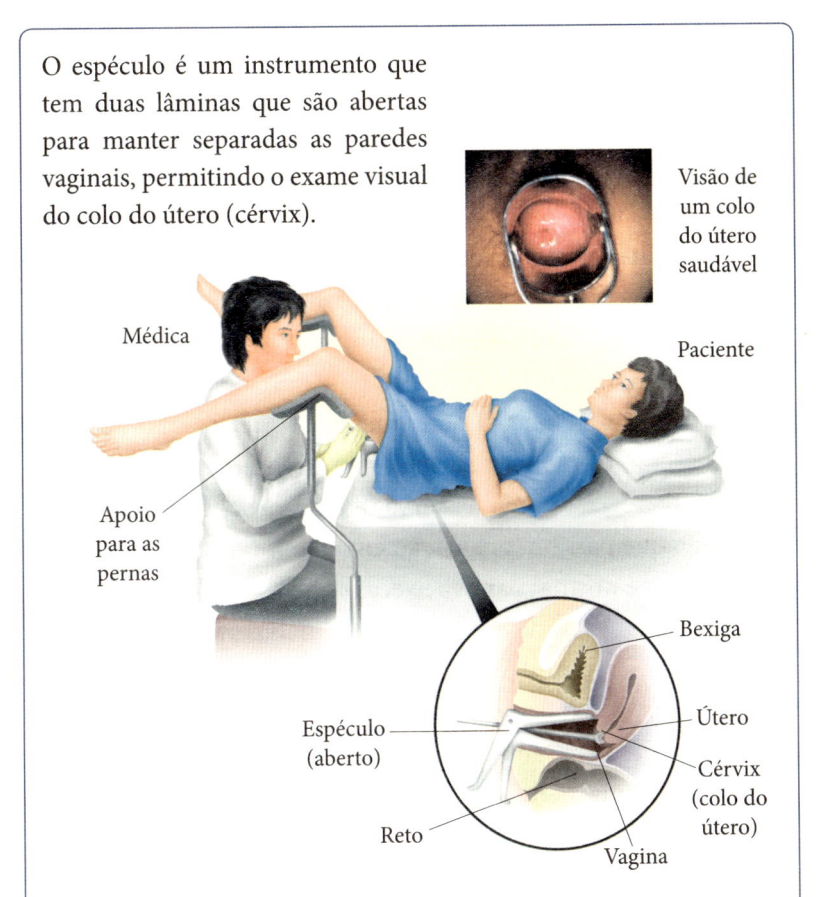

O espéculo é um instrumento que tem duas lâminas que são abertas para manter separadas as paredes vaginais, permitindo o exame visual do colo do útero (cérvix).

Visão de um colo do útero saudável

Médica

Paciente

Apoio para as pernas

Bexiga

Espéculo (aberto)

Útero

Cérvix (colo do útero)

Reto

Vagina

O esfregaço cérvico-vaginal (exame de Papanicolau) ajuda a diagnosticar o câncer de colo uterino, possibilitando que anormalidades ainda no começo sejam detectadas e tratadas, pois, se não forem tratadas, poderão levar a um câncer no colo do útero.

Outros pontos

Consulte um médico se:
- tiver qualquer sangramento incomum, muito abundante ou muito prolongado;
- observar mudanças no padrão da menstruação;
- tiver sangramentos mais de seis meses após a última menstruação;
- sangrar após uma relação sexual;
- notar algum novo nódulo ou alterações nos nódulos já verificados anteriormente;
- apresentar secreção se exteriorizando pelos mamilo;.
- observar um enrugamento na pele dos seios semelhante à casca de uma laranja;
- tiver quaisquer preocupações acerca da sua saúde.

Pontos-chave

- Primeiramente, experimente incorporar medidas simples e fazer mudanças no estilo de vida.
- Pare de fumar e adote uma dieta alimentar saudável.
- Mantenha um peso saudável.
- Pratique exercícios com regularidade.
- Ingira bebidas alcoólicas com moderação.
- Examine suas mamas regularmente.
- Faça exames de Papanicolau e mamografias com regularidade.

Reposição hormonal (TRH)

O que é a Terapia de Reposição Hormonal?

A terapia hormonal faz exatamente o que o nome sugere – repõe os hormônios ovarianos estrogênio e progesterona, que deixam de ser produzidos quando os ovários param de funcionar após a menopausa.

Por que adotar a TRH?

A TRH é o tratamento mais eficaz para os sintomas de deficiência de estrogênio. Os sintomas mais comuns são ondas de calor e suores noturnos, mas muitas mulheres também se queixam de ressecamento vaginal, aumento da frequência com que vão ao banheiro e incontinência urinária. As mulheres que correm o risco de ter osteoporose se beneficiam com a TRH, embora opções de tratamentos sem hormônios também estejam disponíveis.

Há quanto tempo existe a Terapia de Reposição Hormonal?

Muitas mulheres acreditam erroneamente que a TRH é uma invenção nova, mas, na realidade, existem registros por escrito de todas as épocas. Até os egípcios antigos procuraram maneiras de oferecer alívio. A primeira prescrição documentada de uma TRH ocorreu em 1896, quando um ginecologista alemão receitou "terapia ovariana" para uma jovem de 23 anos cujos ovários haviam sido removidos.

Porém, as primeiras experiências com a TRH apresentaram pouco resultado porque, quando ingerido por via oral, o estrogênio natural é mal absorvido. A revolução veio na década de 1930, quando tentativas de fabricar estrogênio sintético foram bem-sucedidas. Ao mesmo tempo, o "estrogênio equino conjugado" – uma mistura de vários estrogênios diferentes extraídos da urina de égua prenha – mostrou ser eficaz quando ingerido oralmente. Assim, nasceu a TRH, que logo se tornou disponível comercialmente. Com o decorrer do tempo, pesquisas mais avançadas possibilitaram a produção de estrogênios humanos naturais. A maioria das TRHs disponíveis agora no Reino Unido e também no Brasil contém um estrogênio estruturalmente indistinguível do estrogênio produzido pelos ovários humanos.

Eternamente feminina?

A década de 1960 trouxe grande impulso às TRHs quando Robert Wilson publicou o best-seller bastante polêmico *Eternamente feminina*. Ele afirmou que o climatério era uma doença em consequência da deficiência de estrogênio que devia ser tratada com estrogênio para prevenir a inevitável "decadência de vida". Isso levou ao mito de que o estrogênio poderia ser usado como uma panaceia para todas as consequências do envelhecimento.

Curar ou prejudicar?

Lá pela metade de década de 1970, os médicos começaram a notar um aumento nos casos de câncer no revestimento do útero (endométrio) em mulheres que estavam tomando estrogênio.

O estrogênio estava estimulando o crescimento do endométrio, resultando na formação de células potencialmente malignas. Felizmente, foi descoberto um meio simples de proteger o útero – progestogênio (progesterona sintética) usado de forma combinada com o estrogênio. A progesterona antagoniza os efeitos do estrogênio no endométrio, impedindo lesões neoplásicas. Por essa razão, uma combinação de estrogênio com progestogênio é agora amplamente recomendada para mulheres que têm o útero, enquanto as mulheres que foram submetidas a uma histerectomia (cirurgia de retirada do útero) precisam tomar apenas estrogênio.

Seguiram-se numerosos estudos indicando que a TRH não apenas tratava dos sintomas da menopausa, mas também prevenia as consequências em longo prazo da falta de estrogênio, como a osteoporose, infartos cardíacos e AVC.

A prescrição da TRH tornou-se cada vez mais popular, mas nem todo mundo estava tão convencido assim dos seus benefícios. Alguns médicos consideraram que o "efeito usuária saudável" explicava os efeitos positivos da TRH. O "efeito usuária saudável" sugeria que as mulheres que estavam fazendo TRH eram mais propensas a cuidar de si mesmas em outros aspectos, adotando práticas como não fumar, cuidar da dieta alimentar e exercitar-se regularmente. Dessa forma, essas mulheres teriam um menor risco de osteoporose, doenças cardíacas coronarianas e AVC, estivessem ou não fazendo uma terapia de reposição hormonal.

Pesquisas mais recentes tentaram explicar isso, fazendo comparações entre os riscos totais e os benefícios da reposição hormonal. Todos os ensaios clínicos confirmaram os benefícios da TRH para a osteoporose, mas também mostraram de forma consistente um pequeno aumento no risco de câncer de mama relacionado com a duração do uso da combinação de estrogênio com progestogênio usada por mulheres que não tinham sido submetidas a uma histerectomia. Em contraposição, pareceu não haver risco de câncer em mulheres que fizeram uma histerectomia e estavam usando apenas um medicamento com estrogênio.

Outra descoberta foi a necessidade de começar a TRH logo após a menopausa para beneficiar o coração.

IMPLICAÇÕES DOS ENSAIOS SOBRE A TRH

Não passa um mês sem que surja uma manchete na imprensa sobre a Terapia de Reposição Hormonal. É interessante observar que a maioria das manchetes informa possíveis riscos em vez de benefícios.

Os ensaios clínicos mais importantes foram o Heart and Estrogen/Progestogen Replacement Study (HERS) – Ensaio Clínico sobre Coração e Reposição de Estrogênio/Progestogênio – e o Women's Health Initiative (WHI) – Iniciativa sobre a Saúde das Mulheres. Ambos os estudos foram realizados nos Estados Unidos. Em cada um, metade das mulheres participantes foi escolhida aleatoriamente para receber a medicação com hormônio, enquanto a outra metade recebeu pílulas inativas (placebos).

Nem as participantes nem os pesquisadores sabiam quem estava tomando hormônios e quem estava tomando placebos. Os estudos médicos com essa configuração são conhecidos como ensaio clínico randomizado, duplo-cego, controlado por placebo. Esse tipo de ensaio é considerado o padrão de excelência dos ensaios para demonstrar a relação causa e efeito entre uma doença médica particular e o seu tratamento.

Em contraposição, os estudos observacionais podem ser enganosos. Um exemplo é o *Million Women Study* (Ensaio com Um Milhão de Mulheres) do Reino Unido, que declarou que a TRH quase dobra o risco de câncer de mama. Esses resultados conflitam com aqueles controlados por placebo.

Ensaio Clínico sobre Coração e Reposição de Estrogênio/Progestogênio (HERS)

O HERS foi projetado para observar o efeito da TRH na recorrência de problemas cardíacos em mulheres que já haviam tido um episódio coronariano (infarto do miocárdio). No total, participaram 2.763 mulheres menopausadas, com idade média de 67 anos, que nunca haviam se submetido a uma histerectomia. Metade das participantes recebeu estrogênio e progestogênio diariamente, enquanto a outra metade tomou placebo. O estudo descobriu que tomar estrogênio e progestogênio por mais de quatro anos não preveniu o infarto do miocárdio ou a morte em relação à doença cardíaca já existente, apesar da ocorrência do efeito positivo da TRH sobre o colesterol.

No primeiro ano do estudo, houve um acréscimo no número de episódios coronarianos nas mulheres que estavam tomando a medicação ativa (TRH) em comparação com o grupo que tomou placebo. No entanto, depois de dois anos ou mais, o grupo que tomou hormônios teve menos episódios coronarianos. Esses resultados levaram os investigadores a concluir que a TRH não deve ser adotada por mulheres com a finalidade de prevenir problemas cardíacos coronarianos. Porém, os estudos também afirmaram que seria apropriado que as mulheres não parassem o uso da TRH se fossem usuárias crônicas (de longa data). Isso se deve ao possível efeito benéfico decorrente de um tratamento prolongado.

Estudo WHI

O estudo WHI é um conjunto de ensaios clínicos e um estudo observacional de iniciativa dos Institutos Nacionais de Saúde (INS) dos Estados Unidos. O estudo destinou-se a examinar os riscos e os benefícios da terapia hormonal pós-menopausa, das modificações na dieta alimentar e da suplementação de cálcio e vitamina D sobre doenças cardíacas, câncer de mama e câncer colorretal, além de fraturas ósseas em mulheres na pós-menopausa. Um total de 160 mil mulheres com idades entre 50 e 79 anos participou do WHI entre 1993 e 1998.

O estudo foi subdividido em duas partes ou braços de pesquisa: um grupo de mulheres com útero usou estrogênio e progestogênio combinados e administrados diariamente, e outro grupo de mulheres histerectomizadas utilizou somente estrogênio. O objetivo principal desse ensaio clínico foi avaliar o benefício do uso de hormônios sobre o risco de doenças cardíacas coronarianas, porque os resultados de estudos anteriores haviam sugerido que a utilização de hormônios tendia a reduzir esse risco. Paralelamente, o ensaio buscou avaliar o risco de câncer de mama agregado, pois havia a crença de que ele aumentava com o uso crônico de hormônios.

A expectativa era que essa investigação sobre estrogênio/progestogênio durasse até 2005, porém ela foi interrompida em 2002, em virtude de uma ocorrência maior que a esperada de tumores malignos de mama nas mulheres que estavam tomando hormônios em comparação com as que tomavam placebo. Os INS perceberam que os riscos em potencial desse tipo específico de TRH para esse grupo particular de mulheres suplantaram os benefícios. As principais descobertas foram que, em mais de 5,2 anos de acompanhamento, as mulheres que estavam fazendo a Terapia de Reposição Hormonal tiveram mais infartos cardíacos, AVC, tromboses e câncer de mama do que aquelas que estavam tomando placebo. Porém, as mulheres tratadas com a TRH tiverem menos fraturas ósseas e menos câncer colorretal.

Da mesma forma, a pesquisa com as mulheres que estavam tomando apenas estrogênio foi interrompida mais cedo, em 2004, porque os INS acharam que já havia dados suficientes para responder à principal questão do estudo e que a relação entre benefícios e riscos não tendia a mudar com o tempo. Como aconteceu com o braço estrogênio/progestogênio, o braço do estudo que utilizou estrogênio isolado mostrou que no grupo de mulheres que fazia uso de TRH de estrogênio houve uma elevação no número de AVC durante os 6,8 anos de acompanhamento e também um número menor de fraturas. Foi constatada ainda uma diminuição no número de novas ocorrências de câncer colorretal e infarto do miocárdio entre as mulheres que tomaram estrogênio quando comparadas ao grupo que tomou placebo.

Um seguimento desse estudo avaliou as mulheres que estavam fazendo reposição hormonal apenas com estrogênio. Foi notado que, quando comparadas às mulheres que estavam tomando placebo, as usuárias da TRH que não tinham histórico familiar de câncer de mama tiveram mais de 20% menos de probabilidade de desenvolver câncer de mama e 60% menos probabilidade de morrer de câncer de mama.

O que significam esses resultados?

É muito importante estar atento ao fato de que esses resultados se aplicam somente ao tipo específico de TRH usado, à via de administração (oral, transdérmica, vaginal etc.), à dose e ao tipo de progestogênio, neste caso, comprimidos de 0,625 mg de estrogênios equinos conjugados ingeridos diariamente acompanhados ou não de 2,5 mg de acetato de medroxiprogesterona.

Os estrogênios orais conjugados derivados da urina de éguas prenhas podem não ter os mesmos efeitos que os estrogênios humanos ou outras vias não orais de estrogênio, tais como adesivos transdérmicos e gel percutâneo.

Embora o tipo de TRH usado fosse típico da época em que esses ensaios clínicos foram realizados, a maior parte das Terapias de Reposição Hormonal que utilizamos hoje contém estradiol, o mesmo estrogênio produzido pelos ovários humanos. Além disso, a TRH está sendo cada vez mais receitada em doses menores, por vias não orais e contendo diferentes tipos de estrogênio.

Outra crítica ao estudo WHI é o fato de ter incluído mulheres com idade média de 63 anos que vinham sendo expostas ao estrogênio havia cerca de dez anos. Esse não é o perfil típico da usuária, pois a maioria das mulheres inicia a Terapia de Reposição Hormonal aos 50 anos por uma razão específica, como o controle das ondas de calor e dos suores noturnos. Essas mulheres mais velhas estariam com deficiência de estrogênio fazia muitos anos e podem ter tido uma reação diferente ao estrogênio em relação àquelas que estão cronologicamente mais próximas da menopausa quando começam a fazer a TRH.

Passados mais de dez anos desde a publicação dos estudos HERS e WHI, as conclusões têm sido amplamente revisadas. Quando os dados das mulheres mais jovens participantes do WHI foram analisados, observou-se, na realidade, uma redução no risco de infarto do miocárdio nesse grupo. Essas descobertas foram confirmadas em estudos mais recentes sobre o uso da reposição hormonal em mulheres logo após a menopausa. As revisões mostraram também que começar a usar a TRH logo depois de ter feito o diagnóstico de climatério ajuda a prevenir o acúmulo de colesterol nos vasos sanguíneos, determinante das doenças cardíacas coronarianas. Além disso, os estudos mostram que a TRH tem benefícios sobre o peso, os níveis de insulina e a pressão arterial.

A conclusão final é que as mulheres que começam a fazer a TRH dentro de dez anos após a ocorrência da menopausa tendem a ter uma redução no risco de infartos cardíacos. Já as mulheres que iniciam o tratamento com a TRH muito tempo após a menopausa podem ter um aumento inicial no risco de infarto do miocárdio, mas, se prosseguirem com a TRH, o uso em longo prazo reduzirá esse risco. Sabemos que há muito poucos riscos associados ao uso da TRH em curto prazo para mulheres que começam a tomar os medicamentos em torno dos 50 anos para tratamento dos sintomas climatéricos. No entanto, ainda não sabemos os riscos e os benefícios se essas mesmas mulheres decidirem fazer uso da TRH em longo prazo, por mais de cinco ou dez anos. Também não sabemos qual é o melhor tipo de TRH que deve ser utilizado.

Atualmente, o uso da TRH deve ser individualizado, porque cada mulher tem um conjunto pessoal de riscos e vantagens.

Durante a leitura deste livro, pode ser útil anotar os possíveis riscos e benefícios, para ajudá-la a considerar o que é certo para você.

Riscos e benefícios da Terapia de Reposição Hormonal (TRH)

A comparação entre os riscos (à esquerda da tabela) e os benefícios (à direita da tabela) vai depender das suas questões individuais de saúde.

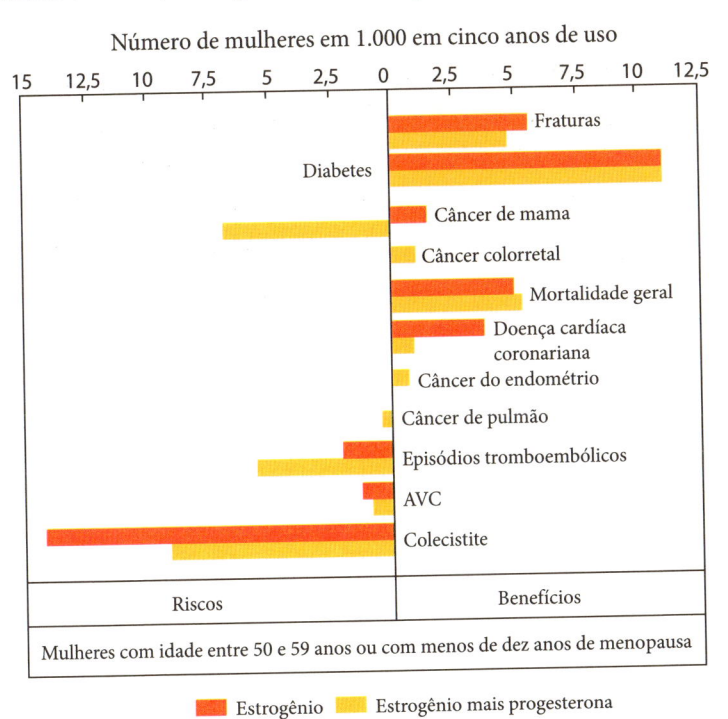

Número de mulheres em 1.000 em cinco anos de uso

Condição	Riscos	Benefícios
Fraturas		✓
Diabetes		✓
Câncer de mama	✓	
Câncer colorretal		✓
Mortalidade geral		✓
Doença cardíaca coronariana		✓
Câncer do endométrio		✓
Câncer de pulmão	✓	
Episódios tromboembólicos	✓	
AVC	✓	
Colecistite	✓	

Mulheres com idade entre 50 e 59 anos ou com menos de dez anos de menopausa

■ Estrogênio   ■ Estrogênio mais progesterona

A colecistite é uma inflamação da vesícula biliar; o distúrbio tromboembólico é o desenvolvimento de trombos nas veias; e o câncer do endométrio é o câncer do corpo do útero.

PONTOS-CHAVE

- A TRH visa a restaurar os níveis de estrogênio usando estrogênio natural e doses que imitam os níveis produzidos durante o ciclo menstrual normal.
- A TRH não é uma panaceia para os efeitos do envelhecimento.
- Muitos médicos do Reino Unido e do Brasil recomendam vias não orais do estradiol, o mesmo estrogênio produzido naturalmente pelos ovários.
- Ainda é necessária a realização de muitas pesquisas para descobrir o tipo de TRH mais eficaz e mais seguro.
- A opção de fazer ou não a reposição hormonal é individual e deve estar baseada na própria avaliação da paciente a respeito dos possíveis riscos e benefícios.
- A TRH deve ser iniciada o mais próximo possível da menopausa e deve ser receitada na dose eficaz mais baixa necessária para controlar os sintomas climatéricos.

Os benefícios da Terapia de Reposição Hormonal (TRH)

Quem pode se beneficiar da TRH?

A TRH pode beneficiar vários grupos de mulheres. Veja a seguir.

Mulheres que tiveram menopausa precoce

A idade média para a ocorrência da menopausa é 51 anos, mas ela pode atingir mulheres mais jovens. Se sua menopausa aconteceu antes dos 40 anos, isso é conhecido como menopausa precoce (insuficiência ovariana prematura).

Muitas vezes, a causa da menopausa precoce não é encontrada, mas pode ser resultante de radioterapia ou quimioterapia para tratamento de câncer ou ocorrer após uma cirurgia de remoção dos ovários (denominada ooforectomia). As mulheres que foram submetidas a uma histerectomia, mas mantiveram os ovários, costumam chegar à menopausa alguns anos antes do normal.

A menopausa precoce quando não tratada impõe às mulheres um risco particular de osteoporose e doenças cardíacas coronarianas. Além disso, elas têm maior probabilidade de morrer mais jovens do que aquelas que tiveram a menopausa na época normal.

Para diminuir esses riscos, recomenda-se, geralmente, a TRH até no mínimo a idade de 50 anos. Diferentemente da TRH usada após a idade média para a menopausa, a TRH para menopausa precoce é meramente a reposição dos hormônios que estariam normalmente presentes. Não há indícios de que a reposição hormonal nesse grupo de mulheres eleve o risco de câncer de mama, cause trombose ou AVC mais do que em mulheres que atingem a idade normal da menopausa. Após os 50 anos, a TRH pode ser continuada se houver razões para isso, mantendo avaliações anuais.

Mulheres com sintomas de menopausa

A TRH é muito eficaz para aliviar os sintomas do climatério. A recomendação é adotar a dose mais baixa possível de estrogênio capaz de controlar os sintomas. As ondas de calor e os suores noturnos costumam melhorar poucas semanas após o início do tratamento. Já o ressecamento e irritabilidade vaginais e a incontinência urinária ou o aumento de frequência miccional podem levar mais tempo para reagir ao medicamento. A maior parte das mulheres que estão usando a TRH somente para controlar os sintomas da menopausa não deve continuar com os medicamentos por mais de cinco anos. Mas, se os sintomas voltarem por ocasião da interrupção da TRH, talvez se torne necessário um tratamento mais longo. É importante reduzir a TRH gradualmente ao longo de dois ou três meses para avaliar a recorrência dos sintomas, pois, se a TRH for interrompida muito bruscamente, as ondas de calor e os suores noturnos voltarão devido à súbita queda no nível dos hormônios.

Mulheres que correm risco de osteoporose

A osteoporose é uma doença na qual os ossos se fragilizam e, consequentemente, se tornam mais propensos a fraturas.

O estrogênio desempenha um papel importante na formação e manutenção dos ossos. No decorrer da vida, ossos velhos são reabsorvidos; e ossos novos formam-se no esqueleto. Na infância e na adolescência, um osso novo forma-se mais rapidamente do que um osso velho é reabsorvido, e eles vão ficando maiores, mais pesados e mais densos. Nas mulheres, os ossos geralmente atingem a máxima resistência e densidade por volta dos 35 anos.

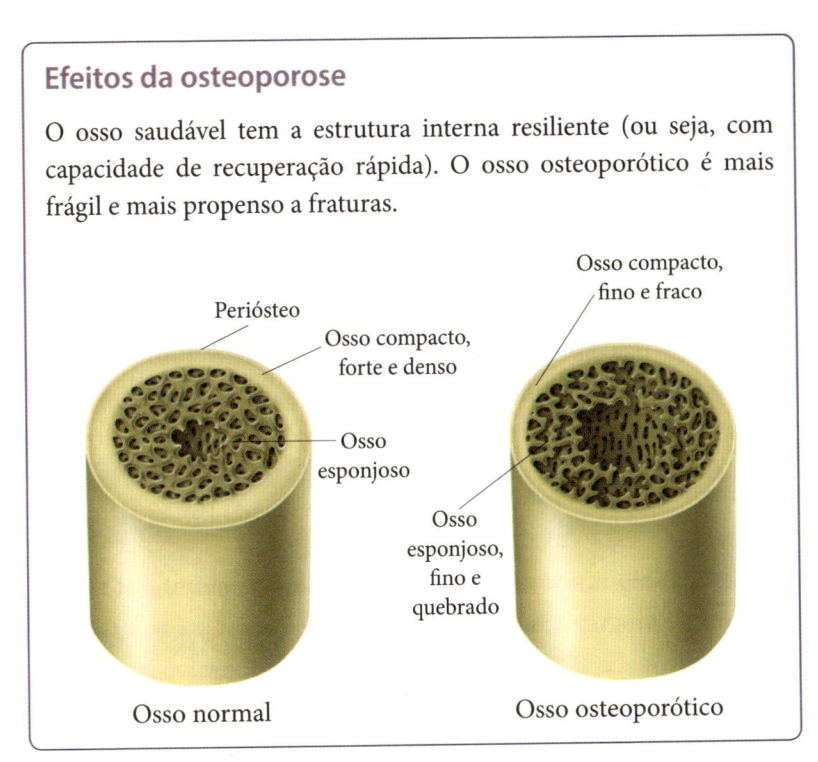

Efeitos da osteoporose

O osso saudável tem a estrutura interna resiliente (ou seja, com capacidade de recuperação rápida). O osso osteoporótico é mais frágil e mais propenso a fraturas.

Periósteo
Osso compacto, forte e denso
Osso esponjoso
Osso compacto, fino e fraco
Osso esponjoso, fino e quebrado

Osso normal   Osso osteoporótico

Quando os níveis de estrogênio caem após a menopausa, o índice de perda óssea aumenta, e menos osso novo é formado. Em algumas mulheres, a perda óssea pode ser tão grande que os ossos se tornam osteoporóticos, o que eleva o risco de fraturas. Cerca de uma em cada três mulheres com mais de 50 anos fratura um osso em consequência da osteoporose.

A TRH previne a osteoporose, mas precisa ser mantida pelo resto da vida, pois a resistência dos ossos começa a decair com a interrupção do tratamento. Dentro de cinco anos após a interrupção da TRH, o benefício desta sobre os ossos é perdido, o que significa que, a menos que uma mulher corra um risco particularmente alto de ter osteoporose, o risco do uso prolongado da TRH pode superar os benefícios da prevenção da osteoporose.

A osteoporose e as fraturas ósseas

A fratura do punho e do quadril é um sintoma comum decorrente da osteoporose, causando dores e incapacitação.

1. Fratura do quadril

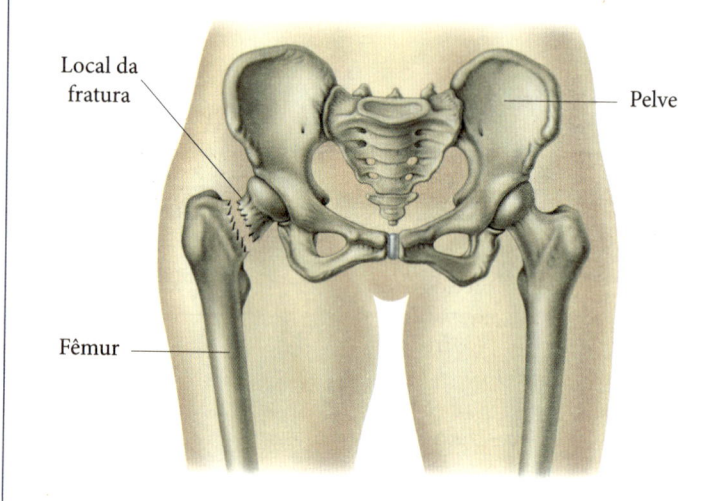

- Local da fratura
- Pelve
- Fêmur

2. Fratura do punho

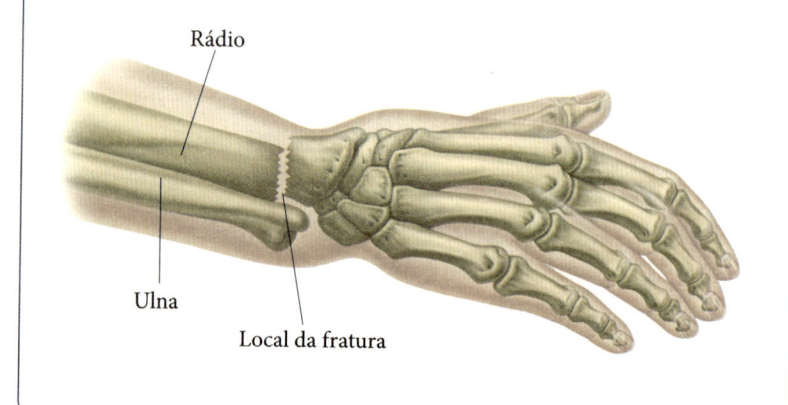

- Rádio
- Ulna
- Local da fratura

Tecido ósseo osteoporótico de uma vértebra

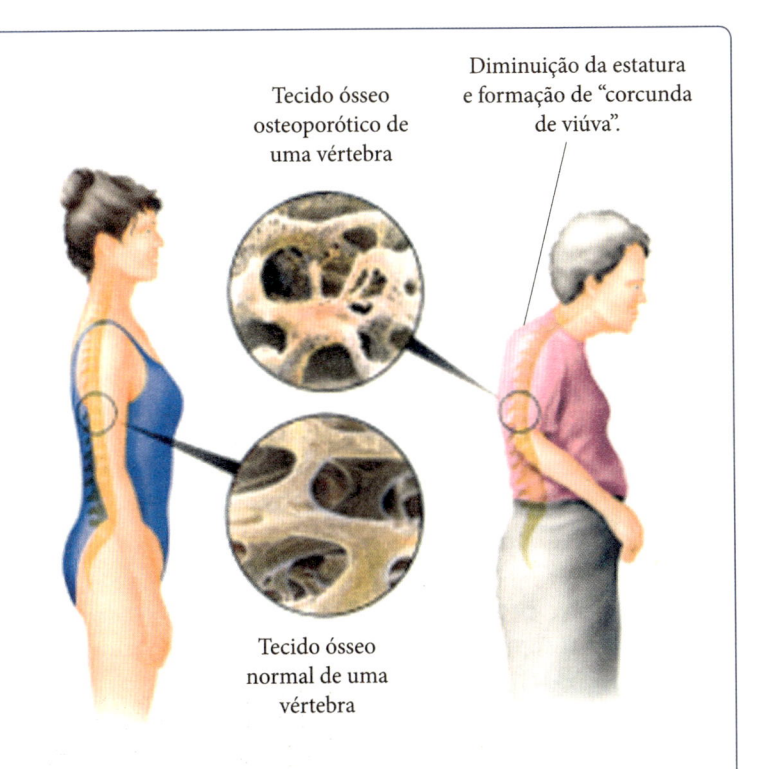

Diminuição da estatura e formação de "corcunda de viúva".

Tecido ósseo normal de uma vértebra

A osteoporose é uma forma comum de doença óssea que afeta principalmente as mulheres após a menopausa. As alterações hormonais levam a um enfraquecimento da estrutura interna dos ossos, fazendo com que fiquem mais fracos e mais propensos a fraturas. As vértebras enfraquecidas podem ficar comprimidas, causando perda de estatura e uma grave curvatura para a frente, formando uma corcunda conhecida como "corcunda de viúva".

COMO A OSTEOPOROSE É DIAGNOSTICADA?

A osteoporose pode ser confirmada pela medição da densidade mineral dos ossos (densitometria) usando a absorciometria por duplo feixe de raios X (DXA – dual-energy X-ray absorptiometry). A reposição hormonal é eficaz para o ganho de massa óssea e para prevenir fraturas de quadril e de vértebra, mas, por causa da relação entre riscos e benefícios, a recomendação atual das autoridades responsáveis pela regulamentação é que a TRH não seja empregada como tratamento de primeira linha para a osteoporose. Porém, a TRH pode ser considerada para certas mulheres com uma perda óssea estabelecida, que não conseguem fazer um tratamento alternativo, ou para as quais outros tratamentos não foram eficientes.

Medida da densidade mineral óssea (densitometria óssea)

A técnica mais amplamente empregada é o uso de um escâner de DXA (absorciometria por duplo feixe de raios X), que gera um valor para a densidade mineral óssea.

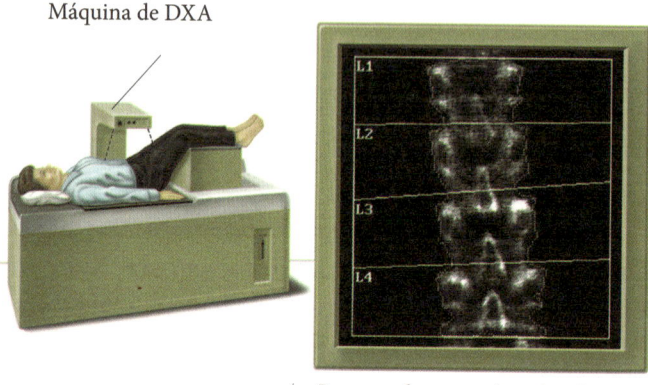

Máquina de DXA

Imagem de uma coluna lombar no monitor

FATORES DE RISCO DA OSTEOPOROSE

A tabela da página 56 mostra fatores relacionados à elevação de risco de osteoporose. Quanto mais fatores de risco você tiver, maior seu risco pessoal.

O fator idade

Quanto mais velho você for, maior o seu risco de fraturas.

Alta ingestão de bebidas alcoólicas

De acordo com as atuais recomendações, as mulheres devem se ater a um máximo de 14 unidades de álcool distribuídas ao longo de uma semana. Uma unidade equivale a um copo de vinho pequeno, uma única medida de bebida alcoólica forte como uísque ou conhaque ou 284 ml de cerveja (meio pint). Se você se mantiver dentro desse limite, é provável que a ingestão de bebidas alcoólicas não seja prejudicial a sua saúde e até mesmo ofereça alguma proteção contra doenças cardíacas coronarianas. A ingestão de moderada a elevada de bebidas, ou seja, de três até cinco unidades por dia, pode elevar o risco de fraturas.

Os maiores riscos para a osteoporose

- Menopausa precoce
- Idade avançada
- Longos períodos na cama
- Tabagismo
- Sedentarismo
- Histórico familiar
- Baixo índice de massa corporal
- Alto consumo de bebidas alcoólicas
- Dieta deficiente em cálcio
- Determinadas doenças
- Falta de exposição à luz solar
- Fraturas anteriores
- Certas origens raciais
- Uso prolongado de corticosteroides
- Histórico de menstruações irregulares ou a ausência delas

Fatores que protegem contra a osteoporose

- Uso de anticoncepcionais orais
- Grande número de gestações

Tabagismo

A presença de substâncias químicas provenientes do tabagismo na corrente sanguínea pode afetar os ossos e apressar a perda óssea.

Baixo índice de massa corporal

A explicação sobre o cálculo do índice de massa corporal (IMC) está no capítulo "Como se ajudar a melhorar", na página 34. O IMC ideal situa-se entre 18,5 e 24,9. Um IMC inferior a 18,5 está associado a um aumento no risco de osteoporose e fraturas. Já um IMC superior a 25 indica um aumento no risco de hipertensão, diabetes e doenças cardíacas coronarianas.

Histórico familiar

Se um parente, especialmente a sua mãe, perdeu estatura ou fraturou o quadril ou um punho por causa da osteoporose, há maior probabilidade de que você também frature um osso.

Sedentarismo

A prática de exercícios ajuda a fortalecer os ossos; assim, se você costuma ir trabalhar de carro em um emprego sedentário, está correndo um risco maior de ter osteoporose do que alguém que trabalha em pé o dia inteiro. A prática de exercícios é boa para os ossos, tais como caminhada rápida, exercícios aeróbicos e dança.

OUTROS FATORES DE RISCO

Longos períodos na cama

O descanso na cama conduz a uma rápida perda óssea. Se for preciso ficar na cama por longos períodos de tempo, a prática de fisioterapia e de exercícios simples ajudará a reduzir a perda óssea.

Alta ingestão de cafeína

A ingestão exagerada de xícaras de café ou chá forte durante o dia está relacionada à osteoporose. É difícil estabelecer um nível máximo de ingestão, mas a quantidade geralmente recomendada é de duas a quatro xícaras ao dia. Esteja atenta à presença da cafeína em outras bebidas, principalmente em refrigerantes em lata à base de cola e em alguns isotônicos.

Dieta deficiente em cálcio

Quantidades adequadas de cálcio são essenciais para manter a resistência dos ossos. As mulheres precisam de 700 a 1.000 mg por dia. Se você é do tipo que restringe os laticínios ricos em cálcio da sua dieta, talvez deva elevar o teor de cálcio no organismo usando suplementos.

Histórico de menstruações irregulares ou ausentes

A amenorreia (ausência de menstruação) por mais de um ano é resultado da insuficiência de estrogênio para manter o ciclo menstrual normal. Em mulheres jovens, as causas para essa deficiência podem ser dietas emagrecedoras prolongadas e anorexia nervosa. Jovens ginastas e maratonistas também correm esse risco. Alguns tratamentos médicos para a endometriose (patologia em que o endométrio é encontrado em locais fora do útero) estimulam a menopausa temporária ao interromper a produção de estrogênio. Todas essas situações elevam o risco do surgimento de sintomas e doenças relacionados à deficiência de estrogênio.

Certas doenças

Uma tireoide hiperativa aumenta o ritmo metabólico basal, acelerando o processo normal de formação e reabsorção dos ossos, o que pode resultar em osteoporose. Entre as outras patologias que elevam o risco de osteoporose estão a síndrome de Cushing, doenças inflamatórias do intestino, doença renal crônica, doença celíaca e artrite reumatoide.

Falta de exposição à luz solar

Mulheres mais velhas tendem a permanecer em ambientes fechados, e, consequentemente, a pele delas é pouco exposta à luz solar. Em algumas culturas, as mulheres andam pesadamente cobertas de roupas escuras e, sobretudo se vivem na Europa, recebem um mínimo de luz solar. A luz solar é muito importante porque estimula a produção de vitamina D na pele. Essa vitamina ajuda na absorção do cálcio proveniente da alimentação, auxiliando os ossos a permanecer fortes e saudáveis. A exposição ao sol sem protetor solar durante dez ou quinze minutos ao menos duas vezes por semana do rosto, braços, mãos e costas geralmente é o suficiente para fornecer a quantidade de vitamina D adequada.

Fraturas anteriores

A existência de fraturas anteriores indica a presença de osteoporose, aumentando a probabilidade de ocorrência de outras fraturas ósseas.

Certas origens raciais

As mulheres de origem afro-caribenha atingem um pico ósseo 10% maior do que as mulheres de origem europeia, portanto as mulheres de origem racial europeia correm um risco maior de ter osteoporose.

Uso prolongado de corticosteroides

O uso prolongado de corticosteroides orais em doses diárias superiores a 5 mg por mais de três meses favorece o surgimento da osteoporose. Os corticosteroides geralmente são receitados para patologias como asma grave ou doenças autoimunes. Nessas enfermidades, os mecanismos que protegem o organismo estão inibidos, e o tecido normal é encarado como um corpo estranho que deve ser destruído.

Séries curtas de corticosteroides, tomados uma ou duas vezes por semana, não provocam um aumento no risco, a menos que sejam repetidas com frequência. Se você estiver fazendo um tratamento de longa duração com corticosteroides, peça ao seu médico que sugira uma terapia alternativa e formas para prevenir o surgimento da osteoporose.

FATORES DE PROTEÇÃO

Uso de contraceptivos orais

Estudos mostram um menor risco de fraturas em mulheres que tomaram contraceptivos orais combinados por cinco ou mais anos durante a faixa etária dos 30 ou 40 anos (veja página 135).

Alto número de gestações

As pesquisas mostram a relação entre a densidade óssea e um elevado número de partos (o número de gestações que chegam a termo após 28 semanas). O efeito positivo sobre a densidade óssea foi constatado tanto em mulheres pré como pós-menopausadas. Um estudo concluiu que as mulheres com três ou mais filhos têm uma redução de 30 a 40% no risco de fratura de quadril quando comparadas com mulheres nulíparas (aquelas que nunca tiveram filhos).

Osteoporose: as alternativas à reposição hormonal

Para uma explicação completa sobre esses tratamentos, veja o livro da série *Doutor família - Osteoporose*.

Bifosfonatos

Os bifosfonatos constituem um grupo de medicamentos que incluem alendronato (marca registrada Fosamax), etidronato (marca registrada Didronel – não comercializadas no Brasil), ibandronato (marca registrada Bonviva), risedronato (marca registrada Actonel), clodronato de sódio (marcas registradas Bonefos e Loron – não comercializada no Brasil) e ácido tiludrônico (marca registrada Skelid – não comercializada no Brasil), disponíveis mediante receita médica. O etidronato está disponível, fora do Brasil, em combinação com cálcio (marca registrada Didronel PMO). O alendronato também está disponível com vitamina D3 (marca registrada Fosavance).

Os bifosfonatos são os fármacos mais comuns para tratar a osteoporose e prevenir a perda óssea. Eles são a escolha preferida de mulheres com mais de 60 anos que precisam de tratamento. Não existe uma garantia de efeito de longa duração acima de vinte anos, e algumas pesquisas indicam que, embora eles possam aumentar a quantidade de osso, o novo osso formado não é tão forte como a massa óssea induzida pelos estrogênios. Os bifosfonatos elevam o risco da osteonecrose do osso maxilar. Nessa patologia, o suprimento de sangue para a mandíbula é reduzido, e, sem a irrigação sanguínea adequada, o tecido ósseo morre. A probabilidade de isso ocorrer é muito maior em pessoas que estão tomando bifosfonatos e que também têm câncer, são fumantes ou possuem alguma doença dentária. Para reduzir esse risco, cuide dos seus dentes e visite o dentista para revisões de rotina. Como resultado, muitos especialistas afirmam que as mulheres que tiveram menopausa precoce e correm o risco de ter osteoporose serão as mais beneficiadas com a TRH.

Suplementos de cálcio

Suplemento de cálcio	Dose (em mg)	Formulação
Calcium Sandoz F	500	Tabletes efervescentes
Calsan	500	Comprimidos mastigáveis
Oscal 500	500	Comprimidos
Cálcio 1000	1000	Tabletes efervescentes

As quantidades de cálcio são indicadas por comprimido ou dose.

Preparados de cálcio combinado com vitamina D

Preparado	Vitamina D (UI/dose)	Cálcio (mg/dose)	Formulação
Calcium D3	400	600	Comprimidos
Oscal D	400	500	Comprimidos mastigáveis

Medicamentos para osteoporose

Calcitonina
Miacalcic (Novartis)
- calcitonina 200 UI por spray (spray nasal)

Vitamina D
Rocaltrol (Roche)
- calcitriol 0,25 µg (cápsulas)
- calcitriol 0,5 µg (cápsulas)

Bifosfonato/Vitamina D3
Fosavance (MSD)
- alendronato de sódio (= 70 mg de ácido alendrônico) + 2.800 de UI de vitamina D3 (comprimidos)

Bifosfonato

Aclasta (Novartis)
- zoledronato 5 mg (infusão intravenosa) uma vez por ano

Actonel Once a Week (Warner Chilcott UK Ltd)
- risedronato de sódio 35 mg (comprimidos) uma vez por semana

Bonviva (Roche)
- ácido ibandrônico 150 mg (comprimidos) uma vez por mês

Fosamax Once Weekly (MSD)
- alendronato de sódio (= 70 mg de ácido alendrônico) (comprimidos) uma vez por semana

Denosumab

Prolia (Amgen Ltd)
- denosumab 60 mg (injeção subcutânea) a cada seis meses

Nandrolona

Deca-Durabolin (MSD)
- decanoato de nandrolona 50 mg (injeção intramuscular) a cada três semanas

Hormônio paratireoidiano

Preotact (Nycomed UK Ltd)
- hormônio paratireoidiano 100 µg (injeção subcutânea)

Raloxifeno

Evista (Eli Lilly and Company)
- raloxifeno 60 mg (comprimidos)

Estrôncio

Protos (Servier)
- ranelato de estrôncio 2 g (grânulos)

Teriparatida

Forteo (Eli Lilly and Company)
- teriparatida 20 µg (injeção subcutânea)

Outros fármacos

Outros fármacos disponíveis sob receita médica incluem a calcitonina (Miacalcic), o raloxifeno (Evista), a teriparatida (Forteo) e o ranelato de estrôncio (Protos).

A calcitonina é um hormônio que desacelera a perda óssea e aumenta a densidade da coluna vertebral. Porém, os efeitos da calcitonina sobre o risco de fraturas continuam incertos. O raloxifeno pertence a um grupo relativamente novo de medicamentos conhecidos como moduladores seletivos do receptor de estrogênio, ou SERMs. Esses fármacos não são estrogênios, mas têm efeito parecido com o do estrogênio sobre os ossos, aumentando a massa óssea e diminuindo o risco de fraturas na coluna.

A teriparatida (Forteo), um medicamento idêntico ao hormônio da paratireoide humana, é ocasionalmente usada, mas precisa ser administrada diariamente na forma de uma injeção intradérmica na coxa ou no abdome. Diferentemente dos bifosfonatos, a teriparatida estimula a formação dos ossos em vez de apenas desacelerar o ritmo de perda óssea.

OUTROS BENEFÍCIOS DA TERAPIA DE REPOSIÇÃO HORMONAL

Artrite

Há crescentes indícios de que a TRH reduz os sintomas da artrite, embora não seja licenciada para essa finalidade. Isso vale tanto para a osteoartrite como para a artrite reumatoide. Apesar de a TRH não reverter o processo dessas doenças, é um adjunto à terapia convencional e vale a pena ser discutida com seu clínico geral ou especialista.

Câncer colorretal

A incidência do câncer colorretal está aumentando. Entre 1971 e 1997, no Reino Unido, o número total de casos cresceu 42%, passando de 20.400 para 28.900. Em 2006, mais de 37 mil pessoas no Reino Unido foram diagnosticadas com essa doença, o que torna o câncer colorretal o segundo câncer mais comum que afeta as mulheres; o primeiro é o câncer de mama. Pesquisas recentes indicam que a TRH pode reduzir o risco do surgimento de câncer colorretal em cerca de um terço.

> **Pontos-chave**
>
> - A TRH é de particular benefício para mulheres que tiveram uma menopausa precoce, pois elas correm um alto risco de ter osteoporose com o decorrer do tempo.
> - Para mulheres que tiveram uma menopausa precoce, se a TRH for tomada até os 51 anos – a idade média da menopausa –, não há nenhuma evidência de aumento nos riscos associados ao seu uso.
> - A reposição hormonal é o tratamento mais eficaz para os sintomas da menopausa.
> - A TRH é um dos vários tratamentos eficazes para osteoporose.
> - Foi demonstrado que a TRH reduz o risco de câncer colorretal e também melhora os sintomas da artrite.
> - A TRH diminui as queixas relativas à falta de estrogênio, como dores nas articulações e nos músculos, mudanças de humor, distúrbios do sono e disfunção sexual (incluindo a perda da libido).

Os riscos da TRH

Quais são os riscos da TRH?

Apesar de a TRH oferecer muitos benefícios, para algumas mulheres pode trazer riscos potenciais inaceitáveis. Quando for decidir se a TRH é certa para você, é preciso considerar a relação risco/benefício.

Os principais riscos em potencial identificados são:
- câncer de mama;
- trombose venosa;
- trombose arterial (infartos cardíacos e AVC);
- câncer no revestimento do útero (endométrio), embora possa ser prevenido pela adição de progestogênio;
- câncer de ovário.

É importante entender esses riscos e colocá-los em perspectiva, pois a maioria das mulheres que fazem reposição hormonal não experimenta nenhum desses problemas como consequência direta de ingestão dos hormônios. Além disso, há outros fatores de risco que, muitas vezes, são mais determinantes do que a TRH na geração desses problemas, em especial o tabagismo e o excesso de peso corporal.

Câncer de Mama

As mulheres que começaram a fazer a TRH antes dos 50 anos por causa de uma menopausa precoce não têm aumento no risco de câncer de mama, como atualmente entendemos. Isso indica que o fator relevante aqui é tempo de duração da exposição ao estrogênio.

Portanto, aquelas mulheres que tiveram menopausa espontânea tardia ou fizeram uso da TRH com mais de 50 anos correm um risco maior de ter câncer de mama do que as mulheres que tiveram a menopausa na época mais usual (51 anos), porque elas terão tido um tempo maior de exposição ao estrogênio. Após a interrupção da TRH, o risco de câncer de mama retorna gradualmente ao mesmo nível do das mulheres que nunca fizeram TRH. Passados cinco anos após a interrupção da TRH, não há diferença de risco entre as mulheres que fizeram e as que nunca fizeram a Terapia de Reposição Hormonal.

O câncer de mama não é incomum em mulheres de idade mais avançada mesmo quando não estão fazendo reposição hormonal. Uma mulher de 50 anos tem 6,1% de probabilidade de ter câncer de mama nos próximos trinta anos sem o uso da TRH.

As pesquisas mostram que o tipo de TRH iniciado após a menopausa influi no risco de câncer de mama. A TRH à base de estrogênio tem que ser adotada por ao menos cinco anos antes que o risco de câncer apareça. Se a terapia for seguida por menos de cinco anos, o risco é pequeno e pode até reduzir o risco de câncer de mama. Já a TRH que associa estrogênio ao progestogênio, necessária para mulheres que não fizeram uma histerectomia, parece aumentar o risco de câncer de mama. O risco começa dentro de três a cinco anos a partir do início do tratamento e aumenta com o uso continuado.

No entanto, é fundamental pôr os riscos relacionados com a TRH em perspectiva e compará-los com outros fatores de risco. Por exemplo, estar acima do peso ideal e ingerir mais de 14 unidades de álcool por semana são fatores de risco mais fortes para o câncer de mama do que o uso da TRH. Uma pesquisa estimou que mais de 6% dos tumores malignos de mama em mulheres no Reino Unido em 2010 tinham relação com o consumo de bebidas alcoólicas, e 9% estavam relacionados com o peso corporal. A mesma pesquisa concluiu que 3% dos tumores malignos de mama tinham relação com o uso da TRH.

Hoje em dia, a sobrevivência ao câncer de mama é muito mais alta do que no passado. Parte disso se deve ao diagnóstico precoce e ao fato de que mais de um terço dos cânceres foi detectado durante um exame de rotina das mamas. Além disso, o tratamento do câncer de mama é muito mais eficaz do que antes. Apesar de o índice de sobrevivência de mulheres diagnosticadas com câncer de mama no período de 1971 a 1975 ter sido de apenas 40%, os índices atuais dobraram, de forma que quase 80% das mulheres diagnosticadas com câncer de mama podem ter a expectativa de estarem vivas daqui a dez anos.

Essas conclusões ressaltam dois pontos importantes:
- a probabilidade de sobrevivência de uma mulher com câncer de mama depende de uma série de fatores de risco;
- o risco adicional da TRH é pequeno.

Diferentes tipos de reposição hormonal

A maioria das mulheres agora recebe tipos diferentes de TRH daqueles usados nas pesquisas, e nós não sabemos se essas descobertas podem ser estendidas a esses novos tipos de TRH, pois desde então o estradiol natural se tornou disponível e passou a ser o mais comumente usado.

Diferentes maneiras de fazer a TRH

Um crescente número de mulheres usa a TRH não oral, na forma de adesivo e gel, o que permite que lhes seja receitada uma dose menor da TRH com o mesmo efeito das doses maiores presentes nos comprimidos. Isso acontece porque, quando o comprimido é ingerido, os hormônios são absorvidos no intestino e têm que passar pelo fígado antes de chegar à corrente sanguínea. Uma vez na corrente sanguínea, os hormônios circulam por todo o corpo. Porém, o fígado decompõe os hormônios, de forma que nem toda a dose de hormônios ingerida atinge de fato o sangue. Em contraposição, os adesivos e o gel permitem que os hormônios passem através da pele, indo diretamente para a corrente sanguínea.

À luz desses resultados, porém, as mulheres que não passaram por uma histerectomia podem ser tentadas a fazer uma TRH apenas de estrogênio, mas precisam ser lembradas de que o progestogênio é necessário para protegê-las contra o câncer de endométrio (veja página 124).

Menarca precoce

O risco de desenvolver câncer de mama parece ter relação com o tempo de exposição ao estrogênio e ao progestogênio. Quando a primeira menstruação (menarca) ocorre antes dos 12 anos de idade, ela é chamada de menarca precoce, e há um aumento de quase o dobro no risco de câncer de mama.

Menopausa precoce

As mulheres que tiveram uma menopausa precoce têm uma redução de 50% no risco de câncer de mama, mas correm um risco muito mais alto de doença cardíaca coronariana e osteoporose.

Gravidez

As mulheres que nunca deram à luz ou que tiveram o primeiro filho numa idade mais avançada têm maior probabilidade de ter câncer de mama. As que correm maior risco são aquelas que tiveram o primeiro filho após os 35 anos, inclusive um risco ainda maior do que aquelas que nunca levaram uma gravidez a termo.

Amamentação

O efeito protetor da amamentação na incidência de câncer de mama ainda não está totalmente esclarecido, mas alguns indícios sugerem que essa relação exista.

Peso corporal

Um alto índice de massa corporal (IMC), superior a 30%, também eleva o risco de câncer de mama em 50% em comparação com mulheres que têm o IMC de 25% ou menos.

> **FATORES DE RISCO PARA O CÂNCER DE MAMA NÃO RELACIONADOS COM A REPOSIÇÃO HORMONAL**
> - Histórico familiar
> - Idade avançada por ocasião do nascimento do primeiro filho
> - Menopausa tardia
> - Menarca prematura (idade na primeira menstruação)
> - Obesidade pós-menopáusica
> - Ingestão de bebidas alcoólicas – mais de duas ou três unidades por dia

Histórico familiar

Estudos recentes sugerem que pode haver um fator de risco herdado para o câncer de mama. Um histórico familiar de câncer de mama numa parente próxima geralmente indica um maior risco pessoal, mas não há evidências que mostrem que fazer uso da TRH aumente esse risco. Porém, se você tiver um alto risco pessoal de desenvolver câncer de mama e tem um baixo risco de osteoporose e poucos sintomas do climatério, há pouca vantagem no uso da TRH. Mas, se você tem ondas de calor e suores noturnos intensos e não possui fatores de risco para câncer de mama, a TRH pode ser uma boa escolha.

TRH para mulheres tratadas de câncer de mama

Embora a TRH seja considerada cada vez mais uma opção eficaz para o alívio das ondas de calor e suores noturnos em mulheres tratadas de câncer de mama, seu uso é controverso, e os resultados das pesquisas são conflitantes. No entanto, a TRH é oferecida em vários centros especializados em tratamento do câncer de mama, onde os médicos têm mais experiência no uso da TRH nessas circunstâncias. Entre os métodos alternativos para os sintomas debilitantes do climatério em mulheres que estão sendo tratadas de câncer de mama está o estrogênio vaginal (na forma de cremes, óvulos vaginais, comprimidos e anéis) para melhorar a secura da vagina. Para ondas de calor e suores noturnos, tratamentos não hormonais como os inibidores seletivos de recaptação de serotonina (ISRS – antidepressivos) podem ajudar (veja páginas 130-131).

TROMBOSE VENOSA

O avanço da idade é o principal fator de risco para a trombose venosa (formação de trombos no interior das veias). Entretanto, as pesquisas sugerem que as mulheres que estão fazendo TRH são mais propensas à trombose venosa do que aquelas em idade semelhante que não estão fazendo TRH, especialmente no primeiro ano de uso. Cerca de três a cada mil mulheres na casa dos 50 anos que não usam a TRH têm probabilidade de desenvolver uma trombose venosa em um período de cinco anos, enquanto, nas mulheres da mesma idade que fazem TRH, esse índice é de sete a cada mil.

Trombose venosa

A trombose venosa profunda é a patologia na qual um trombo se forma numa veia grossa, geralmente da perna. Esse trombo pode se deslocar através do coração (passando a ser chamado de êmbolo) e alojar-se em outra parte do corpo, como, por exemplo, num vaso sanguíneo que supre de sangue os pulmões, o que pode ser fatal.

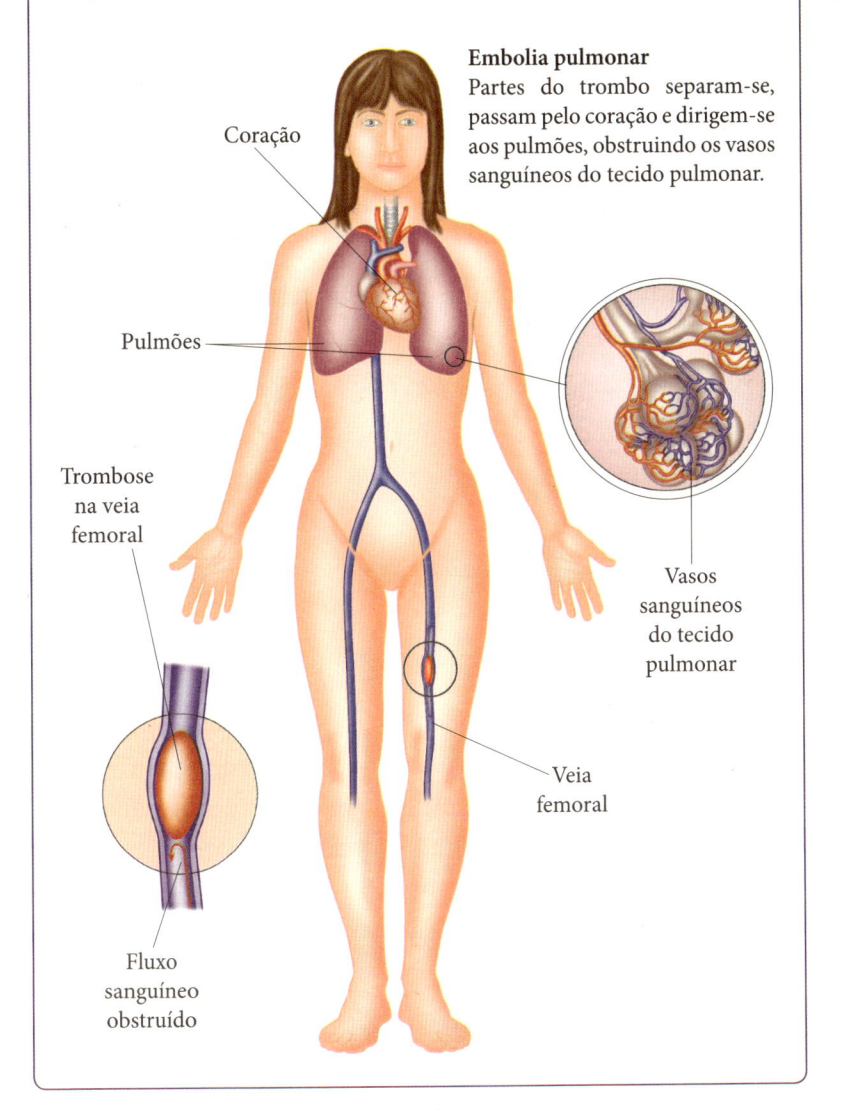

Embolia pulmonar
Partes do trombo separam-se, passam pelo coração e dirigem-se aos pulmões, obstruindo os vasos sanguíneos do tecido pulmonar.

Coração

Pulmões

Trombose na veia femoral

Vasos sanguíneos do tecido pulmonar

Veia femoral

Fluxo sanguíneo obstruído

Fatores de risco para trombose venosa em não usuárias da TRH

- Veias varicosas grossas
- Obesidade
- Idade avançada
- Imobilização
- Diabetes
- Hipertensão

Quando as mulheres chegam à casa dos 60 anos, o risco das não usuárias da TRH aumenta para oito a cada mil em um período de cinco anos, enquanto esse índice é de 17 a cada mil mulheres que estão fazendo TRH. No entanto, dados publicados indicam que a Terapia de Reposição Hormonal não oral, na forma de adesivos e de gel, tem menos probabilidade de elevar o risco de trombose venosa do que a TRH administrada na forma de comprimidos.

Se você tem múltiplos fatores de risco para trombose venosa (veja acima), é melhor evitar a TRH. Se passou por uma cirurgia de grande porte e necessita ficar em repouso por algum tempo (sem caminhar), provavelmente lhe serão receitados comprimidos para ajudar a prevenir a trombose venosa. Alguns médicos aconselham que a TRH seja interrompida por quatro a seis semanas após uma cirurgia de grande porte. O usual é retomar o tratamento hormonal depois que você já tenha readquirido a mobilidade plena.

Se você ou algum parente próximo teve uma trombose venosa inexplicada com menos de 45 anos, é preciso fazer um exame de sangue para aferir a normalidade de sua coagulação sanguínea antes de começar uma TRH. Esse exame é capaz de identificar aquelas mulheres que têm fator de risco genético para trombose venosa, sendo o mais comum conhecido como fator V de Leiden. Essa mutação genética encontrada em cerca de 5% da população predispõe à formação de trombose nos vasos sanguíneos. As pessoas portadoras da mutação do gene do fator V de Leiden correm um risco cinco vezes maior de ter trombose vascular do que o restante da população.

Infartos cardíacos e AVC

É ocorrência rara uma mulher ter infarto cardíaco antes da menopausa. A incidência começa a aumentar na pós-menopausa. Hoje em dia, as doenças cardíacas coronarianas são reconhecidas como a principal causa de morte prematura em mulheres, sendo mais significativas do que qualquer tipo de câncer. Na pós-menopausa, 20% das mulheres correm risco de desenvolver um AVC, com 8% de probabilidade de morte. Da mesma forma, mulheres na pós-menopausa têm 46% de probabilidade de ter uma doença cardíaca coronariana, com probabilidade de morte de um a cada três casos.

No que diz respeito ao AVC, cerca de três a cada mil mulheres na casa dos 50 anos que não estão fazendo TRH podem esperar ter um AVC dentro de um período de cinco anos. No caso das mulheres com idade semelhante que usam a TRH, esse número sobe para quatro a cada mil mulheres. O risco sobe com o avanço da idade; assim, o risco em mulheres não usuárias de TRH na faixa dos 60 anos é de onze a cada mil em um período de cinco anos, enquanto em mulheres que usam TRH esse número é de quinze a cada mil da mesma idade.

Até recentemente, acreditava-se que a TRH protegia contra doenças cardíacas coronarianas e AVC com base em estudos observacionais em que usuárias da TRH foram comparadas com não usuárias. O estudo WHI comparou mulheres na pós-menopausa que estavam tomando um preparado de estrogênio com acetato de medroxiprogesterona com mulheres que estavam usando um placebo. Os resultados sugeriram que o risco de doença cardíaca coronariana aumentou nos primeiros dois anos de uso. Porém, a idade média das mulheres que estavam começando com a TRH nos estudos observacionais foi de 63 anos – muito mais velhas do que as mulheres de estudos observacionais, já que a maioria deles pesquisou mulheres que estavam começando a TRH em torno dos

50 anos. Posteriormente, o estudo WHI mostrou que, quando a TRH foi continuada, houve uma tendência de reduzir o risco de doença cardíaca coronariana, ou seja, a continuidade da TRH reduziu o risco de doença cardíaca coronariana.

AVC

A causa mais comum do AVC é uma trombose – quando o vaso sanguíneo que supre o cérebro é obstruído por um trombo ou um êmbolo. A segunda causa mais comum de AVC é a hemorragia cerebral, que pode ser de dois tipos, ambos envolvendo a ruptura de um vaso sanguíneo dentro da cabeça.

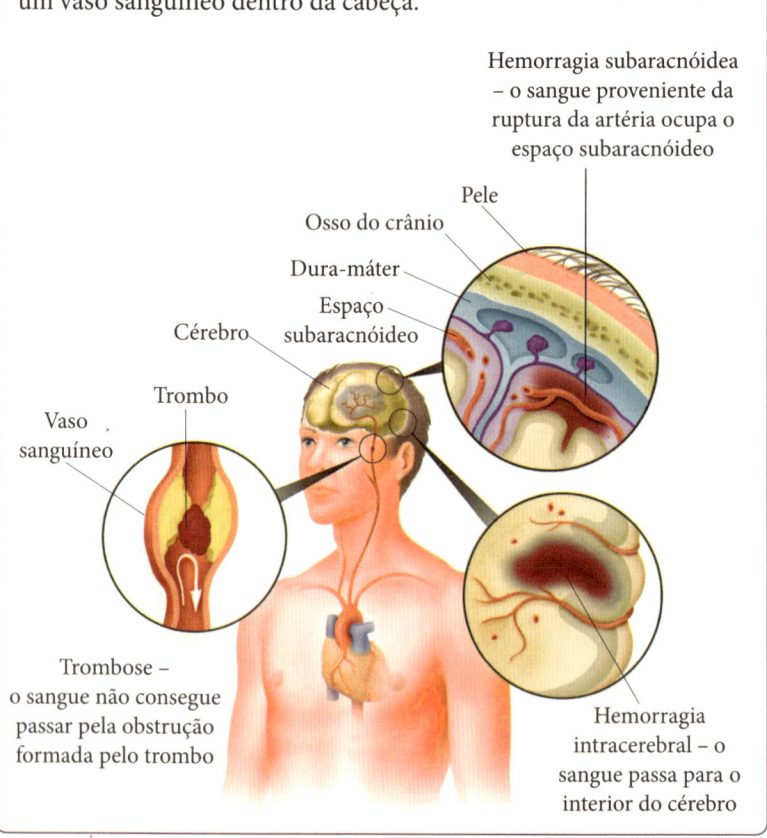

Hemorragia subaracnóidea – o sangue proveniente da ruptura da artéria ocupa o espaço subaracnóideo

Pele
Osso do crânio
Dura-máter
Espaço subaracnóideo
Cérebro
Trombo
Vaso sanguíneo

Trombose – o sangue não consegue passar pela obstrução formada pelo trombo

Hemorragia intracerebral – o sangue passa para o interior do cérebro

Doença cardíaca coronariana – o processo da aterosclerose

Aterosclerose, ateroma e endurecimento das artérias significam a mesma coisa – o processo que leva à obstrução ou ao endurecimento das artérias.

1. Quando você nasce, os vasos sanguíneos são flexíveis e elásticos, e o sangue consegue fluir através deles com facilidade.

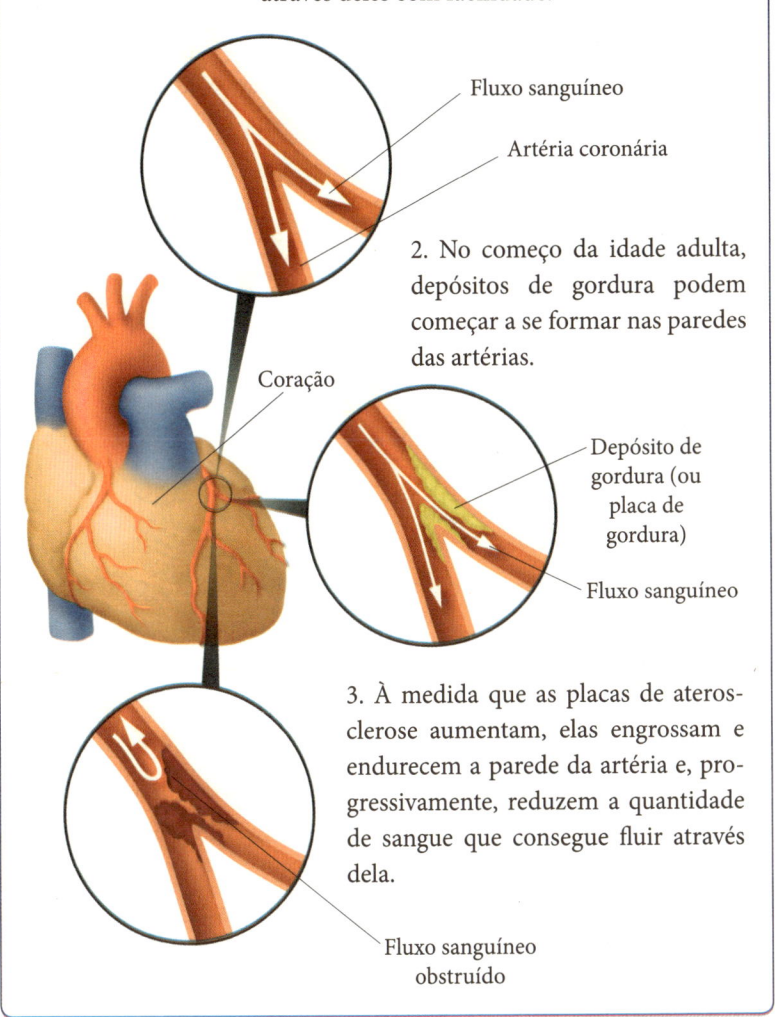

Fluxo sanguíneo

Artéria coronária

2. No começo da idade adulta, depósitos de gordura podem começar a se formar nas paredes das artérias.

Coração

Depósito de gordura (ou placa de gordura)

Fluxo sanguíneo

3. À medida que as placas de aterosclerose aumentam, elas engrossam e endurecem a parede da artéria e, progressivamente, reduzem a quantidade de sangue que consegue fluir através dela.

Fluxo sanguíneo obstruído

Fatores de risco para doenças cardíacas não relacionados com a TRH

- Pressão arterial alta (hipertensão)
- Nível de colesterol alto
- Tabagismo
- Infartos cardíacos ou AVC anteriores
- Batimentos cardíacos irregulares (fibrilação atrial)
- Diabetes
- Obesidade
- Personalidade – as pessoas que são competitivas e que se estressam facilmente têm mais probabilidade de adquirir uma doença cardíaca coronariana do que aquelas que assumem uma atitude mais descontraída perante a vida

Além disso, quando a idade das mulheres do estudo WHI foi avaliada, as que tinham entre 50 e 59 anos no início do estudo apresentaram uma redução total no risco de doença cardíaca coronariana. Essas descobertas podem ser explicadas pelo fato de que o estrogênio aumenta a coagulabilidade sanguínea, elevando o risco de AVC e de infarto do miocárdio, mas, em longo prazo, pode impedir a formação de aterosclerose nos vasos sanguíneos, reduzindo a probabilidade de AVC e infartos do miocárdio.

Se a TRH for iniciada em mulheres que estão acostumadas a ter estrogênio no organismo, como as que iniciam a TRH em torno dos 50 anos, elas serão menos suscetíveis aos efeitos coagulantes do estrogênio e terão maior probabilidade de se beneficiar dos efeitos a longo prazo da proteção contra a aterosclerose. As mulheres mais velhas que estão começando uma TRH após anos de deficiência de estrogênio já desenvolveram aterosclerose e poderão ser mais suscetíveis ao efeito do estrogênio sobre a coagulabilidade sanguínea.

Não existem ainda dados disponíveis sobre outros tipos de TRH que possam apresentar um efeito diferente. Inexistem dados com diferentes tipos de reposição hormonal iniciados por mulheres com idade entre 45 e 56 anos. Até que tais pesquisas sejam realizadas, a TRH não deve ser iniciada para prevenir infartos do miocárdio em mulheres que já tiveram previamente um episódio.

Se você já teve angina, infarto do miocárdio ou AVC no passado, deve consultar um médico para avaliar os possíveis benefícios e riscos da TRH. Porém, se já estava fazendo a TRH quando teve o primeiro infarto do miocárdio ou AVC, não há motivos para interrompê-la, pois a continuidade do tratamento pode reduzir o risco em longo prazo de recorrência desse evento.

Câncer de endométrio

Anualmente, cerca de oito a cada 100 mil mulheres com mais de 50 anos que não estão usando a TRH têm câncer no revestimento do útero (câncer de endométrio). E, nas mulheres que estão usando TRH com estrogênio isolado sem oposição durante cinco anos, esse risco é seis vezes maior. Uma descoberta revolucionária das pesquisas mostrou que a oposição do progestogênio ao estrogênio reduziu esse risco. Já com a TRH que associa estrogênio com progestogênio, o risco de câncer endometrial é o mesmo das não usuárias da TRH, talvez até mais baixo.

Câncer de ovário

Parece haver um pequeno aumento no risco de câncer de ovário nas mulheres que estão usando a TRH em comparação com as não usuárias. Nas não usuárias, a expectativa é que 2,2 mulheres a cada mil desenvolvam câncer de ovário num período de cinco anos. Nas usuárias da TRH, esse risco sobe para 2,6 mulheres a cada mil no mesmo período. Isso indica que uma mulher a mais a cada 2.500 que estejam usando a TRH num período de cinco anos vai ter câncer de ovário em comparação com um grupo semelhante de mulheres que não estejam fazendo a TRH.

Pontos-chave

- Os riscos em potencial da TRH incluem câncer de mama e de endométrio, trombose venosa e AVC.
- O uso conjugado de estrogênio equino sozinho parece não estar relacionado com um aumento no risco de câncer de mama.
- A TRH contendo estrogênio equino associado ao acetato de medroxiprogesterona eleva o risco de câncer de mama.
- O risco de câncer de mama diminui após a interrupção da TRH e, em cinco anos, é o mesmo que você teria se nunca tivesse usado.
- Fazer reposição hormonal eleva o risco de trombose venosa, especialmente no primeiro ano de uso.
- A TRH iniciada na época da menopausa pode reduzir o risco a longo prazo de doença cardíaca coronariana.
- Os possíveis riscos relacionados ao uso de TRH são menores do que os riscos à saúde relacionados ao tabagismo e excesso de peso corporal.

DIFERENTES TIPOS DE TRH

DISPONIBILIDADE DAS TERAPIAS DE REPOSIÇÃO HORMONAL

A terapia de reposição hormonal (TRH) está disponível somente mediante prescrição médica. Existem numerosas formulações terapêuticas de TRH no mercado, algumas contendo estrogênio e progestogênio, outras contendo somente estrogênio, numa variedade de preparações.

FORMULAÇÕES CONTENDO ESTROGÊNIO

O estrogênio usado na TRH pode ser natural ou sintético. Ambos produzem efeitos semelhantes aos do estrogênio produzido pelos ovários. Os estrogênios naturais são semelhantes na estrutura química aos estrogênios produzidos pelos ovários, enquanto os sintéticos têm uma estrutura diferente. O estradiol, a estrona e o estriol são estrogênios produzidos pelos ovários humanos. O equilina e o 17-alfa-dihidroequilina são estrogênios equinos naturais derivados da urina de éguas prenhas. O dienestrol, o etinilestradiol e o mestranol são estrogênios sintéticos.

Os estrogênios naturais, tanto os humanos como os equinos, são os preferidos para a reposição hormonal porque apresentam menos efeitos colaterais. Os estrogênios sintéticos são mais potentes e, por isso, os favoritos para contracepção, uma vez que inibem eficazmente a ovulação. Os estrogênios estão disponíveis para a TRH de várias formas. Para absorção sistêmica, o que significa circular na corrente sanguínea em todos os tecidos do corpo, eles podem vir na forma de comprimidos, implantes, gel e anel vaginal. Somente para aplicação vaginal local, podem vir na forma de cremes e óvulos vaginais.

As diferentes formulações de estrogênio e progestogênio

Embora os comprimidos sejam a forma mais comum de administração de estrogênio e progestogênio, a TRH também é oferecida numa variedade de outras formulações. Os hormônios sistêmicos circulam por todo o corpo, enquanto os estrogênios vaginais locais tratam apenas os sintomas vaginais.

Estrogênio	Progestogênio
Sistêmico	**Sistêmico**
• Comprimidos	• Comprimidos/Cápsulas
• Adesivos	• Adesivos (associados ao estrogênio)
• Gel	
Vaginais (local)	**Intrauterino**
• Cremes	• Dispositivo intrauterino com levonorgestrel
• Óvulos	

Preparações de progestogênio

A progesterona é produzida também pelos ovários e tem um efeito muito sedativo. Está disponível, mediante prescrição médica, na forma de comprimidos.

A maioria das Terapias de Reposição Hormonal contém formas de progesterona denominadas progestogênios, que têm efeitos semelhantes aos da progesterona natural, mas estão disponíveis em comprimidos orais que podem ser tomados uma vez por dia ou associados ao estrogênio na forma de adesivos.

O estrogênio associado ao progestogênio de forma cíclica é a reposição hormonal mais usada pelas mulheres que iniciaram a TRH antes ou logo após a menopausa. O estrogênio é tomado continuamente sem intervalos. Uma série mensal de progestogênio com duração de dez a catorze dias imita o ciclo normal do hormônio, no qual a progesterona é produzida nos últimos catorze dias do ciclo, após a ovulação. Como acontece no ciclo menstrual, quando a série de progesterona é descontinuada, a "privação" dos hormônios resulta em sangramento menstrual.

A maioria das mulheres que já passaram pela menopausa não quer voltar a ter menstruações mensais. Para evitar isso, elas podem tomar diariamente uma associação de estrogênio com progestogênio. A ingestão dos dois hormônios impede o espessamento do endométrio, tornando desnecessário o sangramento por privação, ao mesmo tempo em que proporciona proteção contra o câncer de endométrio.

COMPRIMIDOS ORAIS

Estrogênio

A forma mais comum de prescrição da TRH é em comprimidos. Se você foi submetida a uma histerectomia, necessita apenas de um tratamento com estrogênio, porque não precisa de progestogênio com estrogênio para proteger o útero. Os comprimidos devem ser tomados diariamente no mesmo horário e sem interrupções.

Progestogênio

Se a sua menstruação não parou e você não fez uma histerectomia, precisa tomar uma série de comprimidos contendo progestogênio todos os meses, por cerca de dez a catorze dias, para imitar o ciclo menstrual natural. Isso geralmente está disponível em cartelas com calendário, contendo comprimidos de progestogênio associado ao estrogênio, de forma que você não precisa calcular quando tem de tomá-los. A partir dos 55 anos, quando a maioria das mulheres já parou completamente de menstruar, é possível tomar progestogênio com estrogênio diariamente – uma formulação para quem está livre da menstruação.

Para as mulheres que querem tomar progestogênio com sua própria escolha de estrogênio, existem os dois hormônios disponíveis separadamente. Se usado dessa forma, muitos médicos recomendam que as mulheres tomem progestogênio nos primeiros dez a catorze dias todos os meses. Por exemplo, começando no dia 1º de março, 1º de abril e assim por diante. A vantagem disso é que esse tipo de dose de estrogênio e progestogênio pode ser ajustado mais facilmente do que as cartelas-padrão. Por volta do dia 15 de cada mês, deve ocorrer um sangramento menstrual todos os meses, o que facilita para o médico avaliar se existe algum sangramento irregular que precisa de uma investigação mais cuidadosa.

As mulheres cuja última menstruação foi há mais de um ano podem tomar a mesma dose de progestogênio continuamente todos os dias.

As vantagens dos comprimidos

A maioria das pessoas considera os comprimidos fáceis de tomar, e, além disso, os efeitos são rapidamente reversíveis se elas decidirem descontinuar o tratamento (sobre a interrupção da TRH, veja páginas 109–110.

Desvantagens dos comprimidos

Nem sempre é fácil lembrar-se de tomar os comprimidos diariamente, e é ainda mais difícil lembrar quando as pessoas estão fora de casa. Pular um comprimido pode provocar flutuações dos níveis de hormônios e sangramento irregular.

É necessário tomar doses muito mais altas de hormônios por via oral para compensar a metabolização, uma vez que os hormônios são absorvidos pelo intestino e passam através do fígado, onde geralmente são decompostos e excretados pelo organismo. Tais doses podem aumentar os efeitos colaterais. A náusea é mais comum com o uso de comprimidos do que com outras vias, mas pode ser minimizada ingerindo-se os comprimidos com algum alimento ou na hora de dormir. É raro acontecer de o estrogênio oral ser tão mal absorvido que não alivie os sintomas climatéricos e seja preciso adotar uma via alternativa para a administração da TRH.

ADESIVOS TRANSDÉRMICOS

Estrogênio

Os adesivos transdérmicos oferecem um meio de absorção dos hormônios pela pele, conduzindo-os diretamente à corrente sanguínea, evitando a passagem pelo fígado. Os adesivos são aplicados uma ou duas vezes por semana, dependendo do fabricante. Os adesivos matriciais, que têm a aparência de uma película fina de plástico, geralmente são bem tolerados.

Para aplicar os adesivos, retire a camada protetora e cole o adesivo na pele higienizada, seca e sem vestígios de talco, óleos de banho ou creme corporal. O melhor local é na parte superior das nádegas. Pressione o adesivo firmemente na pele por cerca de dez segundos e, depois, passe os dedos nas bordas para aderi-lo firmemente à pele.

Você pode manter o adesivo no local quando for tomar banho ou nadar, embora ele possa ser removido temporariamente por uma meia hora. Se preferir, mantenha consigo a película protetora para colar o adesivo nela até precisar dele novamente.

Quando for tomar banho de sol, proteja o adesivo. Se for usar uma espreguiçadeira para tomar sol, retire o adesivo para evitar que o sol irrite a pele em torno do adesivo. Ao repor o adesivo, mude-o de lugar, trocando de nádega, por exemplo, porque, se você colocá-lo sempre no mesmo lugar, a pele poderá ficar avermelhada e sensível.

Associações de estrogênio com progestogênio

Existem adesivos que produzem um sangramento mensal. Como acontece com os comprimidos, eles vêm embalados de forma que aqueles que contêm estrogênio associado ao progestogênio sejam usados na primeira quinzena; e aqueles que contêm apenas estrogênio, na segunda quinzena.

Mulheres na pós-menopausa que não querem mais menstruar podem usar adesivos combinados de estrogênio com progestogênio de forma contínua.

Vantagens dos adesivos

Diferentemente do que acontece com os comprimidos, os hormônios dos adesivos não passam primeiro pelo estômago e daí para o fígado. Dessa forma, a dose pode ser mais baixa, o que reduz os efeitos colaterais. Além disso, os níveis de hormônios são mantidos mais constantes com os adesivos do que com os comprimidos.

Desvantagens dos adesivos

A principal desvantagem é que ainda não existem muitas formulações disponíveis. No presente momento, há apenas uma dose disponível em um adesivo combinado com apenas um tipo de estrogênio e de progestogênio. Portanto, pode ser difícil ajustar a dosagem.

Os hormônios são absorvidos através da pele, dentro dos vasos sanguíneos.

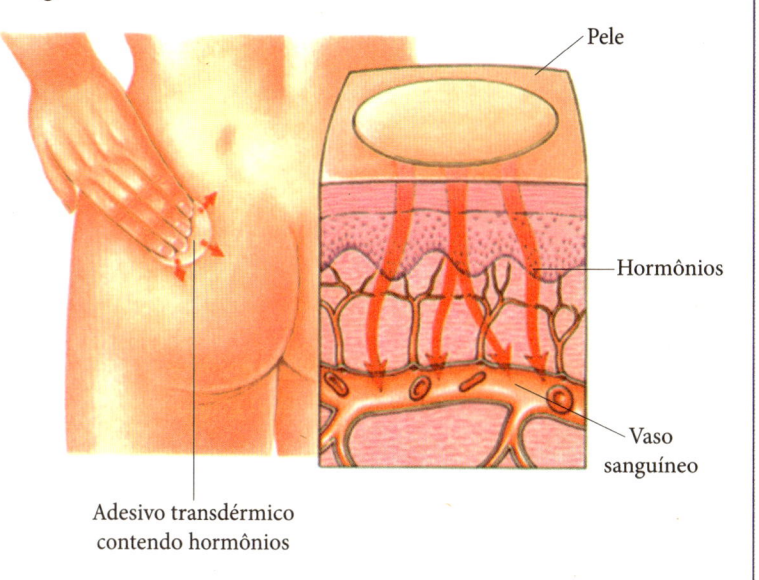

Pele

Hormônios

Vaso sanguíneo

Adesivo transdérmico contendo hormônios

Os hormônios contidos nos adesivos transdérmicos são absorvidos diretamente pela corrente sanguínea através da pele. Como eles não passam primeiro pelo estômago nem pelo fígado, como acontece com os comprimidos, a dose requerida é mais baixa, o que diminui os efeitos colaterais.

Pode acontecer de os adesivos não aderirem muito bem à pele, particularmente se o tempo estiver quente e úmido, mas isso pode ser resolvido imediatamente, cobrindo-se o adesivo com um esparadrapo de cinco centímetros.

Mesmo que cada aplicação do adesivo seja feita num local diferente, como recomendado, é normal que a pele debaixo dele fique avermelhada. Entretanto, em algumas mulheres, a pele apresenta uma forte reação ao adesivo, o que acaba impossibilitando o uso. Tentar outra marca de adesivo talvez ajude.

Gel

O estrogênio e a testosterona (pouco usada em mulheres) são fornecidos na forma de gel, mas o progestogênio não. O gel é aplicado diariamente nos braços e ombros ou nas coxas e absorvido através da pele, daí passando para a corrente sanguínea.

Vantagens do gel

Muitas mulheres consideram o gel conveniente e fácil de usar, com poucos efeitos colaterais. E, diferentemente do que acontece com os adesivos de estrogênio, raramente ocorrem irritações na pele. Além disso, é fácil alterar a dosagem, adequando-a de acordo com os sintomas.

Desvantagens do gel

A quantidade correta de gel a ser aplicada preocupa algumas mulheres. Na prática, é mais fácil simplesmente aplicar o gel na parte superior das coxas, como se fosse um creme para a pele, sem se preocupar com o tamanho da superfície coberta. O gel seca rapidamente e basta esperar cinco minutos para poder se vestir. Após a aplicação, evite usar outros produtos para a pele e só lave a região uma hora depois. A menos que a paciente tenha se submetido a uma histerectomia, é preciso adicionar progestogênio por via oral.

Implantes

De estrogênio

Atualmente, no Reino Unido, os implantes de estrogênio só estão disponíveis em clínicas especializadas que os importam dos Estados Unidos (no Brasil, pode ser encontrado com o nome de Riselle). A disponibilidade dos implantes de testosterona no Brasil também é limitada. Eles são oferecidos na forma de péletes e inseridos na gordura debaixo da pele do baixo-ventre ou nas nádegas, por cerca de seis meses. O lado negativo é que, se a paciente resolver interromper a TRH, os péletes não podem ser removidos com facilidade. Para colocá-los, é preciso fazer uma incisão na pele. O local é anestesiado antes de se fazer um pequeno corte, e, após a inserção do implante, o corte é fechado com pequenas fitas microporosas.

Testosterona

A testosterona é o principal hormônio masculino, embora pequenas quantidades sejam produzidas pelos ovários. Ainda não se sabe qual é o exato papel da testosterona nas mulheres, porém há evidências de que níveis baixos de testosterona podem afetar adversamente o humor, a energia e a libido femininos. Apesar de a reposição adequada de estrogênio resolver muitas vezes esses sintomas, a testosterona é recomendada às vezes para as mulheres com perda de desejo sexual, especialmente se tiverem os ovários removidos, não mais produzindo testosterona.

Vantagens dos implantes

A vantagem dos implantes é que, uma vez inseridos, podem ser lá deixados por pelo menos seis meses. Eles são lentamente absorvidos, proporcionando níveis constantes de hormônios e gerando os mais altos níveis sanguíneos de estrogênio entre todas as outras formas de reposição hormonal. O maior efeito deles é sobre a densidade óssea.

Desvantagens dos implantes

É necessário fazer uma pequena incisão cirúrgica a cada seis meses. Embora os péletes geralmente sejam absorvidos completamente dentro desse prazo, frequentemente sobram pequenos nódulos de tecido fibroso debaixo da pele. Além disso, eles deixam uma pequena cicatriz no local da inserção. Mas a principal desvantagem é que, se você não se adaptar a esse método, é praticamente impossível retirar o pélete uma vez implantado.

Um problema ocasional com os implantes é que, a cada nova inserção, eles duram cada vez menos tempo, e, assim, os sintomas climatéricos retornam de dois a três meses após o último implante.

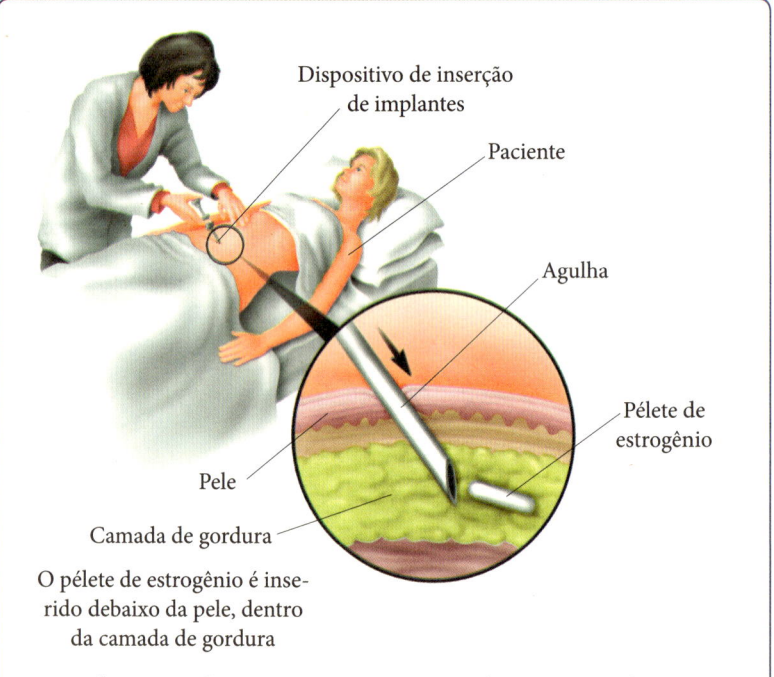

Dispositivo de inserção de implantes
Paciente
Agulha
Pélete de estrogênio
Pele
Camada de gordura

O pélete de estrogênio é inserido debaixo da pele, dentro da camada de gordura

A implantação de estrogênio é um procedimento simples que requer anestesia local, uma pequena incisão no baixo-ventre e a inserção de um pélete do hormônio dentro da camada de gordura, debaixo da pele. O corte é depois fechado com alguns pontos ou com um pedaço de fita cirúrgica do microporosa.

Paradoxalmente, se o nível de estrogênio for aferido, ele mostrará muito elevado, dando a impressão de que essas mulheres desenvolveram alguma imunidade aos efeitos do implante. Esse fenômeno é conhecido como taquifilaxia e parece ocorrer apenas com implantes. Infelizmente, a única forma de tratar isso é não utilizar implantes até que o nível de estrogênio retorne à normalidade. A taquifilaxia pode ser evitada aferindo os níveis de estrogênio antes da aplicação do implante para garantir que uma dose maior do que a necessária não seja inserida. Muitos médicos só aplicam um novo implante depois de saber o nível de estrogênio no momento da inserção.

Dificilmente os implantes são utilizados em mulheres que não fizeram histerectomia, pois o efeito continuado do estrogênio sobre o endométrio torna imperativa a ingestão regular de progestogênio por via oral até que o estrogênio seja totalmente absorvido. Isso pode acontecer até dois anos após o último implante, podendo se transformar em um problema para mulheres que sofrem com os efeitos colaterais indesejados do progestogênio.

ESTROGÊNIO VAGINAL (APLICAÇÃO LOCAL)

Os cremes e óvulos vaginais são úteis para mulheres que têm na sua maioria sintomas vaginais. Eles são simples e fáceis de usar, mas podem fazer um pouco de sujeira. Os óvulos vaginais são uma opção mais conveniente. Ambos são colocados diretamente dentro da vagina.

Vantagens do uso do estrogênio tópico

Quando usado corretamente, oferece poucos riscos. É extremamente útil para pacientes que têm poucos sintomas além de ressecamento vaginal ou problemas urinários. Pode ser usado associado aos esquemas-padrão de reposição hormonal se o ressecamento vaginal for um problema contínuo, embora seja aconselhável fazer uma consulta médica para excluir causas não hormonais.

Desvantagens do estrogênio de aplicação local

Os cremes e os óvulos podem fazer sujeira. Comprimidos de estrogênio, introduzidos com uma dedeira de látex (luva para o dedo) na parte superior da vagina, e anel vaginal são as opções alternativas.

Use-os estritamente como prescrito porque alguns tipos de estrogênio de aplicação tópica não atuam apenas localmente, mas são absorvidos pela corrente sanguínea. Nesse caso, a menos que a paciente tenha feito uma histerectomia, pode ser necessário adicionar um progestogênio. Um médico poderá aconselhar a esse respeito.

OUTRAS FORMULAÇÕES DE PROGESTOGÊNIO

Progesterona natural

A progesterona natural, sendo estruturalmente a mesma progesterona produzida pelos ovários, está disponível com o nome de Utrogestan, geralmente usada em dias alternados durante 12-14 dias do ciclo para estimular um sangramento de privação. Em alguns ensaios clínicos, foi utilizada duas vezes por semana com estrogênio como parte de um regime combinado contínuo.

Os supositórios retais ou vaginais de progesterona natural são usados às vezes por mulheres que sofrem dos efeitos colaterais da progesterona oral, mas os médicos raramente os receitam.

Os cremes de progesterona natural (dificilmente encontrados no Brasil) podem ser adquiridos em lojas de produtos naturais. Usados sozinhos, podem aliviar alguns dos sintomas do climatério. Porém, não podem ser administrados como o componente progestogênio da reposição hormonal combinada porque não proporcionam a proteção adequada ao endométrio.

Sistema intrauterino contendo levonorgestrel

O dispositivo intrauterino levonorgestrel (marca registrada Mirena) é um anticoncepcional altamente eficaz. Conta com um reservatório de levonorgestrel, um progestogênio que é liberado lenta e diretamente dentro do útero, mantendo o endométrio atrófico, evitando, assim, a menstruação.

Os efeitos colaterais são bem mais amenos do que os dos outros progestogênios, e o efeito anticoncepcional pode ser uma vantagem para mulheres cujas menstruações ainda não cessaram. A principal desvantagem é o sangramento irregular; porém, na maioria das mulheres, a menstruação desaparece completamente.

FORMULAÇÕES DE PROGESTOGÊNIO

No lugar de uma formulação combinada de estrogênio com progestogênio, o médico pode receitar uma das formulações contendo apenas estrogênio, juntamente com qualquer uma das seguintes formulações com apenas progestogênio.

Comprimidos

Farlutal (Pfizer)
- acetato de medroxiprogesterona 5 mg ou 10 mg

Provera (Pfizer)
- acetato de medroxiprogesterona 2,5 mg, 5 mg ou 10 mg

Cápsulas

Utrogestan (Marlborough Pharmaceuticals Ltd)
- progesterona 100 mg ou 200 mg

Gel vaginal

Crinone (Serono)
- progesterona 8% (não licenciada para TRH)

Sistema intrauterino
Mirena (Bayer)
- Levonorgestrel 52 mg (20 microgramas por 24 horas)

Outros medicamentos vendidos com receita médica

Tibolona

A tibolona (Livial) é uma formulação sintética de um tipo conhecido como regulador seletivo tissular da atividade estrogênica (STEAR – Selective Tissue Estrogenic Activity Regulator). É um derivado de origem vegetal que combina as propriedades do estrogênio, progesterona e testosterona num único comprimido.

É tomada continuamente, sendo adequada para pacientes que não mais menstruam. Eficaz para tratamento de sintomas vasomotores, também reduz o risco de fraturas na coluna. A tibolona pode acarretar um pequeno aumento no risco de AVC em pacientes de idade mais avançada, mas não em mulheres mais jovens. A maioria dos estudos constatou um pequeno aumento no risco de câncer do endométrio diagnosticado com o uso da tibolona. Dados limitados indicam que ela pode estar associada a uma redução no risco de câncer de mama.

Contudo, em pacientes que já tiverem câncer de mama, a tibolona parece elevar o risco da recorrência desse câncer. Em mulheres mais jovens, o perfil de risco da tibolona é bastante semelhante ao da reposição hormonal combinada convencional. Para mulheres com idade acima dos 60 anos, os riscos relacionados com a tibolona começam a suplantar os benefícios por causa do aumento no risco de AVC.

DIFERENTES TIPOS DE TRH

EFICÁCIA DO ESTROGÊNIO, ESTROGÊNIO/PROGESTERONA E TIBOLONA

Sintomas-alvo	Estrogênio	Estrogênio/progestogênio	Tibolona
Densidade óssea	Melhora os sintomas	Melhoram os sintomas	Melhora os sintomas
Ondas de calor e suores	Melhora os sintomas	Melhoram os sintomas	Melhora os sintomas
Sintomas vaginais	Melhora os sintomas	Melhoram os sintomas	Melhora os sintomas

O dispositivo intrauterino com levonorgestrel

O dispositivo intrauterino com levonorgestrel ou Mirena é um anticoncepcional eficaz que conta com um reservatório de progestogênio, que é liberado lenta e diretamente dentro do útero.

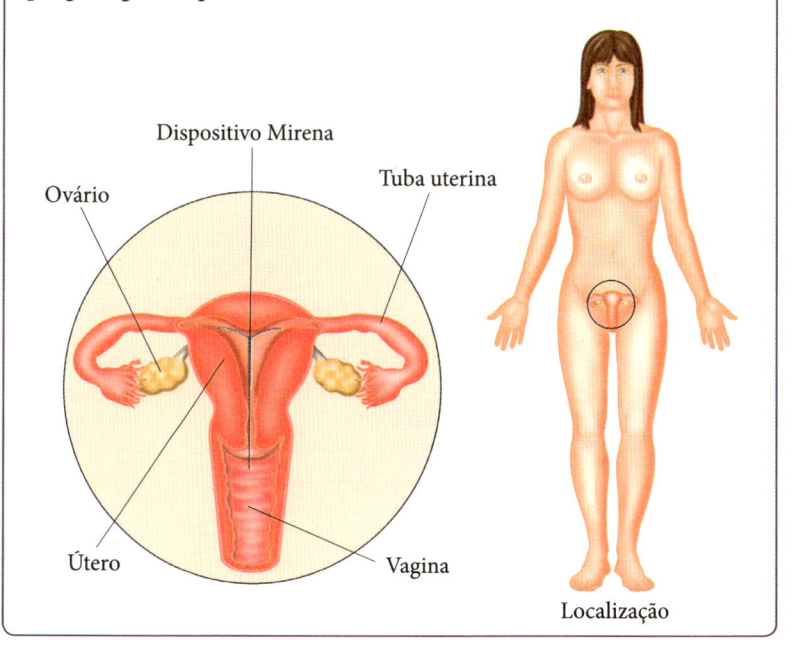

Dispositivo Mirena
Tuba uterina
Ovário
Útero
Vagina
Localização

Vantagens e desvantagens dos diferentes tipos de reposição hormonal

Vantagens	Desvantagens
Comprimidos	
• Fáceis de usar • Facilmente reversíveis • Baratos • Podem ser combinados com progestogênio	• Difícil metabolização pelo fígado • Precisam ser tomados diariamente
Adesivos transdérmicos	
• Convenientes • Fáceis de usar • Absorção mais natural do hormônio dentro da corrente sanguínea • Facilmente reversíveis • Podem ser combinados com progestogênio	• Podem ficar grudados • Podem irritar a pele • Mais caros que os comprimidos • Têm de ser trocados uma ou duas vezes por semana
Gel	
• Facilmente reversíveis • Fáceis de usar • Absorção mais natural do hormônio dentro da corrente sanguínea	• Precisam cobrir a superfície correta de pele • Mais caros que os comprimidos • Devem ser usados diariamente • Se necessário, é preciso usar progestogênio em uma formulação diferente

Vantagens e desvantagens dos diferentes tipos de reposição hormonal

Vantagens	Desvantagens
Implantes	
• Impossível pular uma dose	• Requerem um pequeno procedimento cirúrgico
• Absorção natural dos hormônios pela corrente sanguínea	• Podem elevar em demasia os níveis de hormônios
• Efeito prolongado: de 4 a 12 meses	• Não são rapidamente reversíveis
	• Exigem a ingestão de progestogênio por algum tempo após o último implante
Vaginal	
• Útil se os únicos sintomas forem vaginais	• Alguns tipos de estrogênio são absorvidos na corrente sanguínea
• Facilmente reversível	• Pode ser necessária a adição de um progestogênio, se usado por mais de três meses
	• Cremes e óvulos podem fazer sujeira

Associações estrogênio/progestogênio

Estas terapias sexuais hormonais combinam estrogênio com progestogênio na primeira metade do ciclo e produzem um sangramento mensal.

Marca	Estrogênio	Dosagem
Avaden	Estradiol	1 mg
Cicloprimogyna	Valerato de Estradiol	2 mg
Climene	Valerato de Estradiol	2 mg
Elamax	Valerato de Estradiol	2 mg
Femoston 1/10	Estradiol	1 mg
Postoval	Valerato de Estradiol	2 mg
Premelle ciclo	Estrogênios conjugados	0,625 ou 1,25 mg
Totelle ciclo	Estradiol	1 mg

Estrogênio/progestogênio contínuos

Estas formulações combinam estrogênio com progestogênio tomados diariamente para evitar a necessidade de uma menstruação regular.

Marca	Estrogênio	Dosagem
Activelle	Estradiol	1 mg
Angeliq	Estradiol	1 mg
Cliane	Estradiol	2 mg
Femoston Conti	Estradiol	0,5 ou 1 mg
Kliogest	Estradiol	2 mg
Natifa Pro	Estradiol	1 mg
Prefest	Estradiol	2 mg
Premelle	Estradiol	2 mg
Repogen ciclo	Estrogênios conjugados	0,625 mg
Suprelle	Estradiol	1 mg
Suprema	Estradiol	2 mg
Totelle	Estradiol	1 mg

DIFERENTES TIPOS DE TRH

Progestogênio	Dosagem	Formulação
Duphaston – Didrogesterona	10 mg	Comprimidos
Farlutal – Medroxiprogesterona	2,5, 5 e 10 mg	Comprimidos
Lutenil – Nomegestrol	10 mg	Comprimidos
Primolut-Nor – Noretindrona	10 mg	Comprimidos
Provera – Medroxiprogesterona	5 e 10 mg	Comprimidos

Estrogênio sem oposição

Se você fez histerectomia, precisa somente do tratamento com estrogênio.

Marca	Estrogênio	Dosagem	Formulação
Estraderm	Estradiol	25, 50, 75 ou 100 µg	Adesivos
Estradot	Estradiol	25, 37,5, 50, 75 ou 100 µg	Adesivos
Estrofem	Estradiol	1 ou 2 mg	Comprimidos
Hormodose	Estradiol	75 mcg	Gel
Oestrogel	Estradiol	75 mcg	Gel
Premarin	Estrogênios conjugados	0,3 mg	Comprimidos
Primogyna	Valerato de estradiol	1 ou 2 mg	Comprimidos
Repogen	Estrogênios conjugados	0,625 mg	Comprimidos
Sandrena	Estradiol	0,5 ou 1 mg	Gel

O ESTROGÊNIO DE USO TÓPICO

Estes estrogênios podem ser aplicados diretamente na vagina ressecada. Use-os estritamente como prescrito, pois o estrogênio, se usado em exagero, pode ser absorvido pela pele e lançado na corrente sanguínea, o que afetaria o corpo todo.

Marca	Estrogênio	Dosagem	Formulação
Colpotrofine	Promestrieno	20 mg	Creme vaginal e óvulo
Premarin	Estrogênios conjugados	20 mg	Creme vaginal
Ovestrion	Estriol	1 mg	Creme vaginal
Stele	Estriol	1 mg	Creme vaginal

REGULADOR SELETIVO TISSULAR DA ATIVIDADE ESTROGÊNICA

Esta formulação combina as propriedades do estrogênio, da progesterona e da testosterona.

Marca	Medicamento	Dosagem	Formulação
Livial	Tibolona	2,5 mg	Comprimidos
Libiam	Tibolona	1,25 e 2,5 mg	Comprimidos
Livolon	Tibolona	1,25 e 2,5 mg	Comprimido
Reduclim	Tibolona	1,25 e 2,5 mg	Comprimidos

Pontos-chave

- Há diferentes tipos de estrogênio e de progestogênio, e alguns deles podem não combinar com você.
- Os hormônios (estrogênio e progestogênio) são tomados ciclicamente durante a menopausa, mas podem ser administrados continuamente desde que as menstruações da paciente tenham cessado.
- Além de comprimidos, o estrogênio está disponível nas formas de adesivo, gel ou implante.
- Cada uma dessas formas de receber hormônios tem suas vantagens e desvantagens.
- Outras formulações mais específicas estão disponíveis, como estrogênio de aplicação local para ressecamento vaginal e testosterona quando há perda de interesse sexual.

COMO FAZER A TRH

A IMPORTÂNCIA DO PROGESTOGÊNIO

Existem muitos tipos de reposição hormonal. A maioria das mulheres submetidas a uma histerectomia precisa tomar apenas estrogênio; do contrário, elas precisam usar também um progestogênio para proteção contra o câncer do revestimento do útero. Às vezes, pacientes submetidas a uma histerectomia como resultado de uma endometriose são aconselhadas a receber progestogênios adicionais. A endometriose ocorre quando o endométrio, o revestimento do útero, é encontrado fora do útero, em outras partes do corpo. Essa doença é estimulada pelo estrogênio e inibida pelo progestogênio, daí os benefícios do último hormônio.

MULHERES COM ÚTERO

Reposição hormonal combinada sequencial (cíclica)

Esta é a reposição de estrogênio associado ao progestogênio cíclico, a reposição hormonal que a maioria das pacientes usa inicialmente nos primeiros anos de climatério. O estrogênio é administrado continuamente, sem intervalos, podendo ser ingerido diariamente na forma de comprimidos ou aplicado uma ou duas vezes por semana na forma de adesivos ou como gel ou implante. O progestogênio é adicionado todos os meses, seja como uma série de comprimidos durante 10 a 14 dias, seja como um adesivo associado com estrogênio e substituído duas vezes por semana.

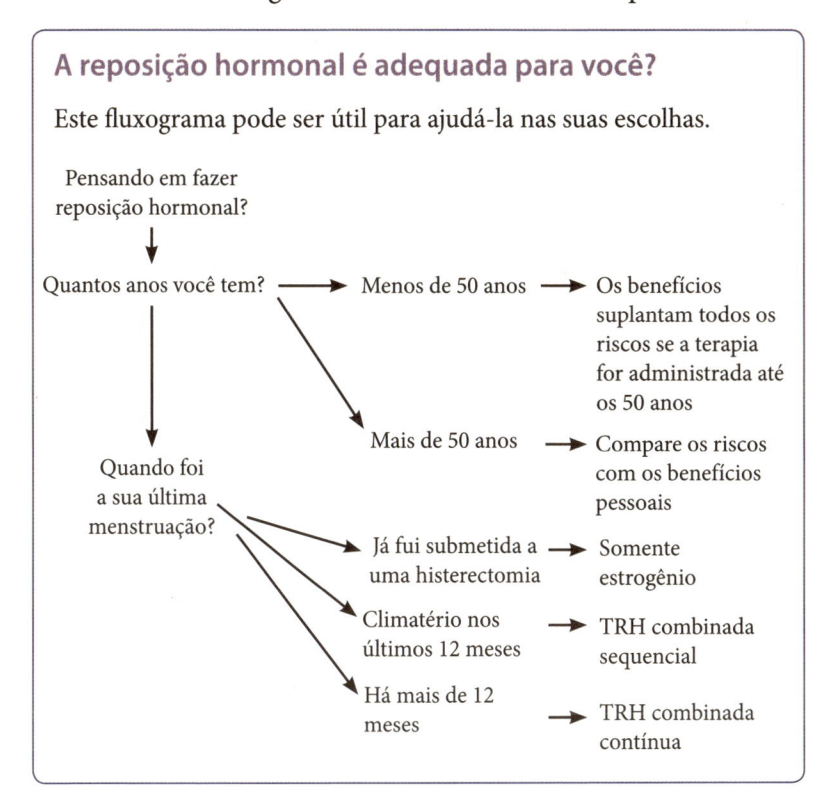

> ### A reposição hormonal é adequada para você?
> Este fluxograma pode ser útil para ajudá-la nas suas escolhas.
>
> Pensando em fazer reposição hormonal?
> ↓
> Quantos anos você tem? → Menos de 50 anos → Os benefícios suplantam todos os riscos se a terapia for administrada até os 50 anos
>
> → Mais de 50 anos → Compare os riscos com os benefícios pessoais
>
> ↓
> Quando foi a sua última menstruação?
> → Já fui submetida a uma histerectomia → Somente estrogênio
> → Climatério nos últimos 12 meses → TRH combinada sequencial
> → Há mais de 12 meses → TRH combinada contínua

As embalagens com calendário estão disponíveis para ajudar a paciente a lembrar-se das datas para tomar o progestogênio. Se o estrogênio e o progestogênio forem receitados separadamente, a maioria dos médicos recomenda que a série de progestogênio seja iniciada no primeiro dia do mês. Todas essas formas de reposição hormonal devem produzir um sangramento por privação em torno do final da série de progestogênio ou logo depois. Qualquer sangramento inesperado deve ser informado ao médico.

Mais recentemente, foi lançada uma reposição hormonal com ciclos de longa duração que consiste em tomar estrogênio diariamente como o habitual, mas tomar uma série de progestogênio somente a cada três meses, o que resulta em apenas quatro sangramentos de privação ao ano. A desvantagem desse regime é que requer uma dose relativamente alta de progestogênio, podendo gerar efeitos colaterais como edema (inchaço), dores de cabeça e irritabilidade, assim como sangramento abundante e/ou prolongado. Apesar disso, a reposição hormonal de ciclo longo atende bem às mulheres, tornando os ciclos menstruais esporádicos.

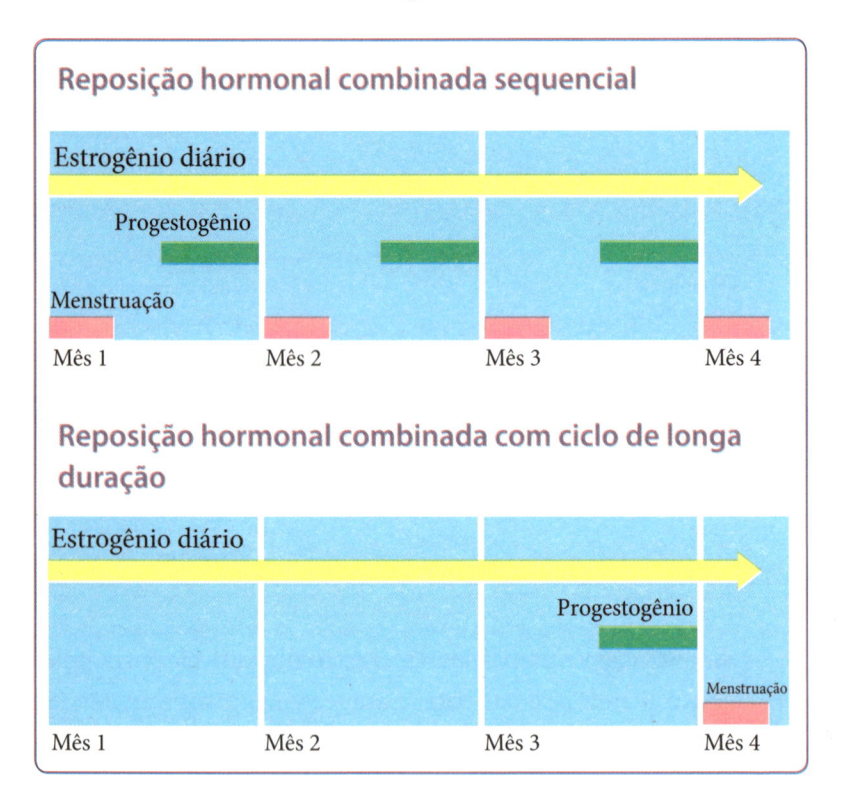

Reposição hormonal combinada sequencial

Estrogênio diário

Progestogênio

Menstruação

Mês 1 | Mês 2 | Mês 3 | Mês 4

Reposição hormonal combinada com ciclo de longa duração

Estrogênio diário

Progestogênio

Menstruação

Mês 1 | Mês 2 | Mês 3 | Mês 4

Reposição hormonal combinada contínua

A maioria das mulheres que já passaram pela menopausa não quer voltar a ter menstruações mensais. Para evitar isso, uma combinação de estrogênio e progestogênio é administrada diariamente (daí o termo "terapia hormonal combinada contínua"). A ingestão diária de ambos os hormônios impede o espessamento do endométrio, o que torna o sangramento de privação desnecessário, ao mesmo tempo que oferece proteção contra o câncer de endométrio. Embora possa ser usada por mulheres na pré-menopausa, o sangramento irregular é um problema comum.

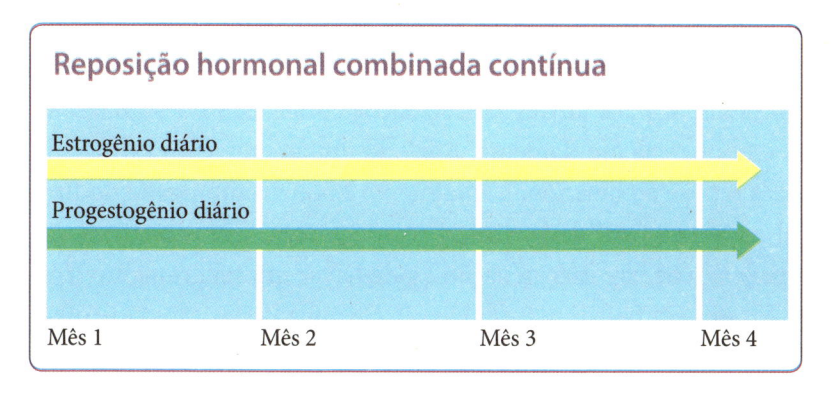

Reposição hormonal combinada contínua

Estrogênio diário

Progestogênio diário

Mês 1 — Mês 2 — Mês 3 — Mês 4

Mesmo as mulheres na pós-menopausa podem ter sangramentos inesperados durante os primeiros meses, às vezes abundantes e prolongados. No entanto, na maioria das mulheres que perseveram, o sangramento geralmente cessa dentro de 12 meses. Quanto mais tempo a mulher estiver na pós-menopausa antes de iniciar o tratamento, menor a probabilidade de sangramento. Assim, a reposição hormonal combinada contínua geralmente é recomendada somente se a paciente estiver na pós-menopausa há no mínimo um ano. Nesses casos, a reposição hormonal combinada contínua pode ser satisfatória, mas, se a paciente se esquecer de tomar um comprimido ou outro, pode verter alguns pingos de sangue.

Se a paciente estiver na pós-menopausa usando a reposição hormonal cíclica e quiser trocar por um esquema livre de menstruações, deve começar a tomar os novos comprimidos no final de um sangramento por privação, que geralmente acontece depois que foram tomados vários comprimidos da nova cartela da TRH do ciclo antigo. Isso diminui a probabilidade de sangramentos indesejados, porque o endométrio já vai estar atrófico quando a paciente iniciar a nova medicação.

Um avanço recente tem sido a administração contínua de estrogênio a mulheres que estão usando o dispositivo intrauterino de liberação de progestogênio, o Mirena. Utilizado para anticoncepção, esse esquema de TRH tem uma vantagem especial para mulheres que correm o risco de uma gravidez. E também mantém o endométrio atrófico, visto que o progestogênio é liberado diretamente no interior do útero, tendo poucos efeitos colaterais. É usado também para aliviar menstruações dolorosas ou abundantes e, embora seja amplamente utilizado juntamente com estrogênio para reposição hormonal, atualmente é pouco empregado no Brasil para essa finalidade. Como acontece com outros regimes nos quais não ocorre menstruação, pode haver um sangramento irregular nos primeiros meses, mas ele costuma cessar rapidamente.

Estrogênio cíclico

O tratamento com estrogênio costumava ser receitado para ser administrado por três semanas a cada quatro, sem tratamento de progestogênio, para mulheres que têm o útero. Mas, com esse tratamento, os sintomas da menopausa retornam durante a semana livre de estrogênio, e o risco de câncer endometrial aumenta. As mulheres que tomam estrogênio dessa forma devem consultar um médico e discutir outras formas de reposição hormonal.

MULHERES SUBMETIDAS À HISTERECTOMIA

Estrogênio contínuo

As mulheres que fizeram uma histerectomia têm a vantagem de não precisar tomar progestogênio, o que diminui a probabilidade de efeitos colaterais indesejados. Elas podem tomar comprimidos de estrogênio diariamente, ou colocar implantes com seis meses de validade.

MULHERES QUE TÊM SOMENTE SINTOMAS VAGINAIS

Estrogênio de uso tópico

O estrogênio de uso tópico colocado diretamente na vagina é muito útil para tratar sintomas localizados, na ausência de outros sintomas da menopausa. Esse tratamento está disponível na forma de cremes e óvulos. Geralmente, os sintomas respondem positivamente ao tratamento dentro de três meses após o início, mas talvez seja preciso até um ano de uso contínuo para que se observe melhora. A maioria das marcas de estrogênio vaginal é absorvida minimamente na corrente sanguínea, de forma que, se usado por um curto período (até três meses), não será preciso adicionar progestogênio ao tratamento. Porém, se for usado um creme de estrogênio equino conjugado ou se outro estrogênio de uso tópico for usado em longo prazo, a adição de progestogênio poderá se tornar necessária.

QUAL É A DOSE CERTA DE TRH?

Qual é a quantidade de estrogênio?

A dosagem de estrogênio depende do motivo pelo qual ele está sendo tomado. O alívio de sintomas mais graves requer uma dose mais alta do que o alívio de sintomas mais amenos. Pacientes mais jovens precisam de doses mais altas para obter os mesmos benefícios que mulheres de idade mais avançada alcançam. Muitas mulheres perguntam-se por que seus níveis hormonais não são verificados. Isso acontece porque os níveis hormonais normais variam tanto que é mais adequado monitorar o controle do sintoma. Se os sintomas não estiverem sendo controlados adequadamente, a dose de estrogênio precisa ser elevada. Se os efeitos colaterais forem intensos, significa que a dose está alta demais. As pesquisas indicam que até mesmo doses baixas podem proteger contra osteoporose.

Qual é a quantidade de progestogênio?

A dose de progestogênio precisa ser suficientemente alta para eliminar quase completamente o risco de câncer de endométrio. Entretanto, doses desnecessariamente altas devem ser evitadas, pois o progestogênio pode aumentar o risco de câncer de mama quando tomado com estrogênio.

> **PONTOS-CHAVE**
>
> - A menos que uma mulher tenha se submetido a uma histerectomia, ela precisa usar progestogênio acrescido de estrogênio para proteger o endométrio contra o câncer do corpo uterino.
> - As mulheres no climatério geralmente usam a reposição hormonal combinada sequencial, que produz um sangramento por privação todos os meses, quando o uso do progestogênio é interrompido.
> - As mulheres na pós-menopausa podem usar a reposição hormonal contínua e não ter menstruações.
> - Para tratar sintomas da menopausa, a recomendação é usar a dose mais baixa necessária.

TRH: QUANDO COMEÇAR E QUANDO PARAR

Quando devo começar a fazer reposição hormonal?

O melhor momento para começar depende das suas circunstâncias pessoais. É preciso contrabalançar riscos e benefícios e também suas preferências pessoais. Geralmente, a reposição hormonal é iniciada na época da menopausa para controlar as ondas de calor e os suores noturnos. Mas pode ser iniciada em qualquer idade, se houver uma boa razão para isso.

Por quanto tempo devo fazer reposição hormonal?

A maioria das mulheres faz a TRH durante uns dois anos, para tratar os sintomas da menopausa. Se a reposição hormonal for feita por até cinco anos, não há indícios de que eleve o risco de câncer de mama. Algumas mulheres continuam a ter sintomas de menopausa graves após cinco anos. Para essas mulheres, a reposição hormonal continua sendo uma opção eficaz, particularmente se nenhum tratamento não hormonal se mostrar eficaz.

Porém, o uso muito prolongado pode acarretar um aumento do risco de câncer de mama, e este pode ser maior com a reposição hormonal combinada do que com o tratamento de apenas estrogênio. Há, também, um aumento no risco de trombose venosa e AVC. De qualquer forma, a maior parte desses riscos eleva-se com a idade, e não apenas com o uso da TRH. Só você pode decidir se as vantagens suplantam as possíveis desvantagens. Sua decisão vai depender de quão problemáticos para você forem os sintomas climatéricos.

As pacientes na casa dos 60 anos ou mais velhas que precisam de tratamento para prevenir a osteoporose geralmente são aconselhadas a inicialmente adotar terapias não hormonais. Já outras mulheres preferem optar pela reposição hormonal logo de cara. Entretanto, para prevenir a osteoporose, é necessário um tratamento para a vida toda, uma vez que a perda óssea começa assim que a TRH é interrompida.

Algumas mulheres querem continuar a reposição hormonal pelo resto da vida apenas porque se sentem muito bem. Não há motivos para não continuar, desde que os benefícios sejam cuidadosamente comparados com os riscos.

As mulheres que tiveram uma menopausa precoce, seja de forma espontânea, seja em decorrência da remoção cirúrgica dos ovários, não correm um risco maior como resultado do uso da TRH quando a adotarem até chegar aos 50 anos, independentemente do número de anos que faltarem. Isso acontece porque a TRH está repondo os hormônios que normalmente seriam produzidos até a menopausa espontânea.

Como a reposição hormonal deve ser interrompida?

A TRH mantém o equilíbrio hormonal, nivelando as flutuações hormonais responsáveis pelos sintomas do climatério. Parar a TRH de repente provoca uma queda abrupta no estrogênio, e, com isso, os sintomas retornam. Quando isso acontece, os sintomas resultam da mudança súbita na TRH, e não é necessariamente um reflexo do que está acontecendo com seus próprios hormônios.

Para evitar isso e para possibilitar que você avalie se os sintomas do climatério provocados pelos seus próprios hormônios amainaram, é preciso diminuir gradualmente a dose de estrogênio no decorrer de um período de dois a seis meses, reduzindo os comprimidos ou os adesivos matriciais para dosagens cada vez menores ou, então, usando quantidades cada vez menores de gel. Isso permite que os níveis declinem gradualmente, minimizando a probabilidade de surgimento de sintomas. Mas você precisa continuar a tomar alguma dose de progestogênio, da forma usual, até parar totalmente com o estrogênio.

As mulheres que estão usando implantes de estrogênio também podem reduzir gradualmente a dose de cada implante quando este for reposto a cada seis meses. Entretanto, os efeitos dos implantes sobre o endométrio podem persistir por até dois ou três anos. Portanto, a menos que a paciente já tenha sido submetida a uma histerectomia, precisa continuar tomando progestogênio até que o efeito do implante desapareça. Isso pode ser verificado observando a ocorrência do sangramento de privação após uma série de progestogênio. Se houver sangramento, então o estrogênio ainda está presente, fazendo com que o endométrio fique mais espesso. Se não houver sangramento, isso geralmente é uma indicação de que é seguro parar de usar o progestogênio.

Pontos-chave

- A reposição hormonal pode ser iniciada em qualquer idade, mas é mais frequente por volta da época da menopausa, para diminuir as ondas de calor e suores noturnos.
- Se continuar a ser adotada por até cinco anos após a menopausa, a TRH não apresenta maiores riscos.
- A reposição hormonal pode ser feita pelo resto da vida, mas, ao fazer uso dela por mais de cinco anos, os riscos podem aumentar.
- As mulheres com menopausa precoce devem fazer reposição hormonal até os 50 anos. Isso não acarreta nenhum aumento nos riscos porque o que está sendo reposto são os hormônios que normalmente estariam presentes.
- Suspender a TRH de repente pode ocasionar o retorno das ondas de calor e dos suores noturnos como resultado de uma súbita queda no estrogênio. Isso pode ser minimizado, reduzindo-se gradualmente a dose de estrogênio ao longo de vários meses.

Efeitos colaterais da reposição hormonal

Amenizando os efeitos colaterais

Cerca de 35% das mulheres interrompem o uso da TRH por causa de efeitos colaterais indesejados. Muitas vezes, esses efeitos podem ser amenizados, alterando-se a dosagem ou a forma de reposição hormonal. Por isso, é muito importante a paciente conversar com um médico sobre os sentimentos e experiências dela antes de simplesmente suspender a TRH. E, se decidir mesmo parar, a paciente deve estabelecer juntamente com o médico a melhor forma de fazer isso (veja capítulo anterior).

Efeitos colaterais do estrogênio

Retenção de líquidos, edema, tensão e dor mamária, náuseas, cãibras nas pernas e problemas gástricos estão relacionados com altos níveis de estrogênio e não constituem uma raridade quando se inicia uma reposição hormonal. Se não desaparecerem ao final do terceiro mês do tratamento, a solução é baixar a dose de estrogênio ou trocar por outra via de administração.

As cãibras nas pernas melhoram com exercícios e alongamento regular dos músculos da panturrilha (barriga da perna). Os problemas estomacais geralmente melhoram se a TRH for ingerida com alimentos. Às vezes, a tensão e a dor mamária são aliviadas adotando-se uma dieta com baixo teor de gorduras e de carboidratos. Ingerir comprimidos de óleo de prímula à noite também pode ajudar.

EFEITOS COLATERAIS DO PROGESTOGÊNIO

Os efeitos colaterais são muito mais comuns com a administração cíclica de progestogênio do que com os esquemas contínuos. Os problemas mais comuns são os sintomas parecidos com os pré-menstruais, que afetam até 20% das mulheres que estão tomando progesterona de modo cíclico. Entre esses sintomas estão retenção de líquidos, tensão e dor mamária, mudanças de humor, depressão, acne, dores no baixo-ventre e dores lombares. Eles são mais evidentes no início do tratamento e frequentemente desaparecem com a continuidade do uso.

Caso os sintomas persistam, alterar a dose ou tipo de progestogênio pode ajudar. Também se pode trocar a via de administração do fármaco; por exemplo, passando de comprimidos para adesivos.

Se os sintomas forem especialmente graves, a série de progestogênio poderá ser tomada a cada três meses em vez de mensalmente. Outra opção é encurtar a duração do progestogênio, mas reduzir a série para menos de dez dias diminui o efeito protetor sobre o câncer de endométrio, podendo provocar sangramento irregular.

Mulheres com mais de um ano de pós-menopausa podem passar para reposição hormonal combinada contínua, que requer uma dose mais baixa de progestogênio do que as séries cíclicas e tem a vantagem de não provocar menstruação.

Efeitos colaterais do estrogênio e do progestogênio

O estrogênio e o progestogênio podem acarretar uma série de efeitos colaterais. Alguns dos mais frequentes estão relacionados abaixo. Muitos deles desaparecem nos primeiros dois ou três meses de tratamento.

Estrogênio	Progestogênio
• Retenção de líquidos	• Retenção de líquidos
• Sensação de edema	• Tensão e dor mamária
• Tensão e dor mamária	• Depressão
• Náusea	• Náusea
• Problemas estomacais	• Irritabilidade
• Cãibras nas pernas	• Dores de cabeça
	• Alterações de humor
	• Dores abdominais
	• Dores lombares
	• Acne

OUTROS EFEITOS COLATERAIS DA REPOSIÇÃO HORMONAL

Sangramento

A menos que você tenha feito uma histerectomia, vai precisar de progestogênio cíclico, administrado mensalmente em alguns dias dos ciclos sob a forma de comprimidos ou adesivos. Se estiver recebendo progestogênio cíclico, terá um sangramento por privação ou "menstruação" geralmente por volta do fim do ciclo.

Aconselha-se que a paciente mantenha um registro das vezes e datas em que usou progestogênio e de quando a menstruação começou. Se o sangramento começar no início da série de progestogênio ou se vier inesperadamente em outros momentos do mês, isso deve ser informado ao médico. O sangramento nos primeiros meses da reposição hormonal é muito comum, mas, se um sangramento fora do comum começar depois de se ter tomado a reposição por seis meses ou mais, é preciso buscar a causa.

Investigação de sangramento suspeito

Você talvez só precise alterar a dose, a ocasião, a duração ou o tipo de progestogênio, mas seu médico vai querer saber se o progestogênio está fornecendo a proteção adequada contra degenerações neoplásicas que podem ocorrer no útero.

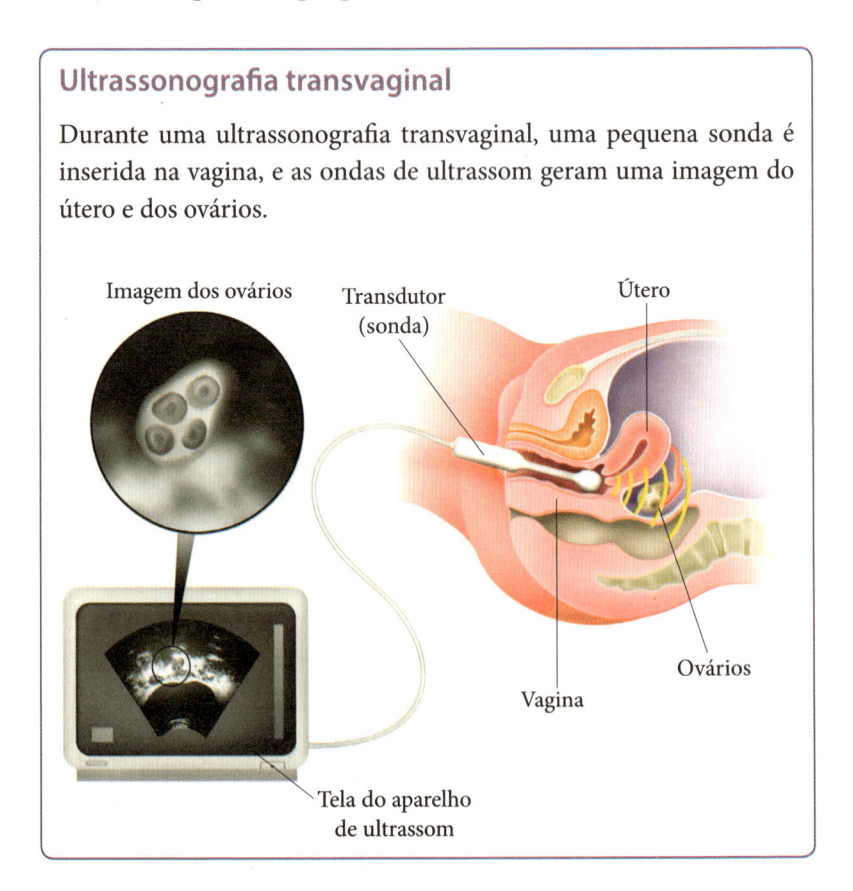

Ultrassonografia transvaginal

Durante uma ultrassonografia transvaginal, uma pequena sonda é inserida na vagina, e as ondas de ultrassom geram uma imagem do útero e dos ovários.

ULTRASSONOGRAFIA TRANSVAGINAL

Em muitas clínicas ginecológicas, um dos primeiros passos após o exame ginecológico é a realização de uma ultrassonografia transvaginal. Uma pequena sonda (transdutor) é introduzida na vagina, e ondas de ultrassom geram uma imagem do útero e dos ovários. Esse exame pode também ser usado para aferir a espessura do endométrio e para identificar causas benignas comuns de sangramentos, como miomas e pólipos uterinos. Raramente, o câncer de endométrio é a causa.

BIÓPSIA ENDOMETRIAL

Alguns médicos solicitam uma biópsia endometrial, um procedimento que consiste em retirar uma pequena amostra do endométrio uterino. Isso pode ser feito em um ambulatório sem necessidade de anestesia, e a paciente pode voltar para casa imediatamente. Uma cânula fina e oca é inserida no útero, através do colo, e uma pequena amostra é retirada do revestimento endometrial. Você poderá sentir algumas pequenas cólicas, mas elas geralmente passam rapidamente. Podem surgir, também, algumas manchinhas de sangue poucas horas após o procedimento.

Biópsia endometrial

Durante a biópsia endometrial, uma pequena amostra é retirada do endométrio uterino.

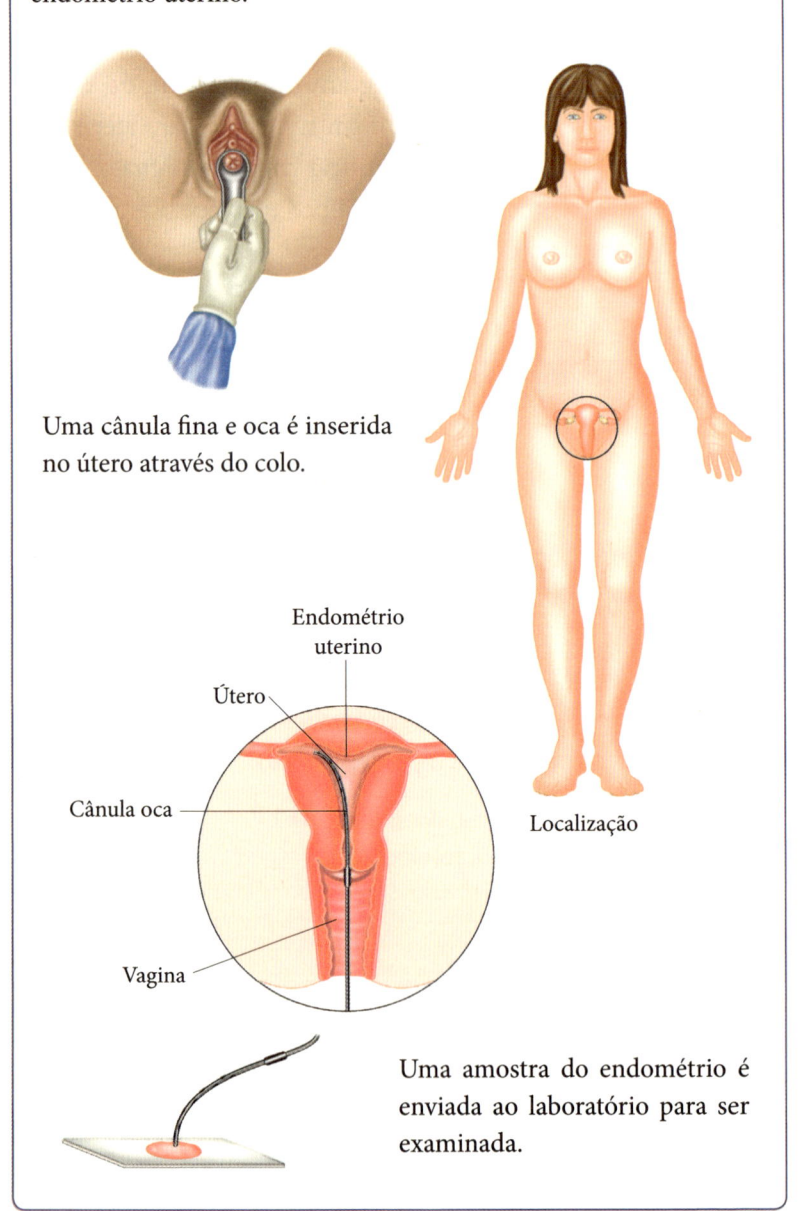

Uma cânula fina e oca é inserida no útero através do colo.

Endométrio uterino
Útero
Cânula oca
Vagina

Localização

Uma amostra do endométrio é enviada ao laboratório para ser examinada.

HISTEROSCOPIA

A maioria dos hospitais pode agora executar uma histeroscopia no ambulatório. Esse exame tem a vantagem de possibilitar que o médico visualize diretamente a cavidade uterina onde se encontra o endométrio. É um procedimento mais demorado do que a ultrassonografia vaginal e do que a biópsia do endométrio. Nele, uma cânula longa e fina com câmera de vídeo e luz instaladas é inserida no útero. O útero é, então, distendido ligeiramente, insuflando em seu interior gás de dióxido de carbono ou soro fisiológico (água salgada), o que permite que o médico examine visualmente o endométrio. Pequenas pinças podem ser inseridas pelo aparelho para retirar amostras de endométrio. Se o procedimento for realizado mediante anestesia local, o desconforto é mínimo. A maioria das mulheres estará apta a se levantar e voltar para as atividades normais imediatamente, embora possam ocorrer cólicas moderadas e alguma perda de sangue durante um ou dois dias.

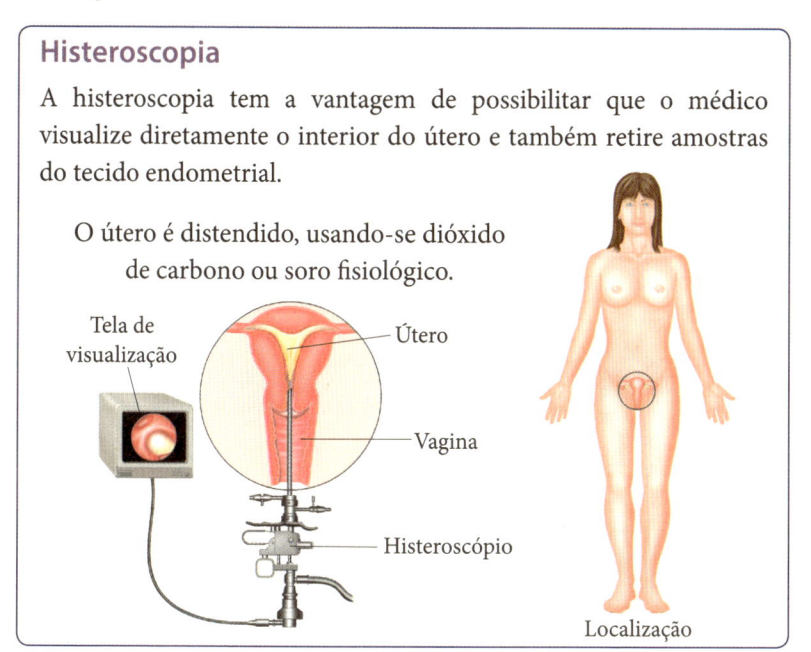

Histeroscopia

A histeroscopia tem a vantagem de possibilitar que o médico visualize diretamente o interior do útero e também retire amostras do tecido endometrial.

O útero é distendido, usando-se dióxido de carbono ou soro fisiológico.

Tela de visualização
Útero
Vagina
Histeroscópio
Localização

Exames para investigar sangramentos suspeitos

O sangramento inesperado pode ser indício de alteração não diagnosticada que precisa de tratamento específico. O procedimento para investigar o motivo costuma ser um dos seguintes exames.

Exame	Requer anestesia?
Biópsia endometrial: retirada de uma amostra do endométrio usando cânula estreita e oca	Não
Ultrassonografia transvaginal: uma pequena sonda é inserida na vagina para visualização do útero e dos ovários	Não
Histeroscopia: uma câmera é inserida no útero para visualizar o endométrio e possibilitar que amostras diretas do tecido sejam retiradas	Às vezes

Ganho de peso

Embora muitas mulheres fiquem preocupadas com que a reposição hormonal possa fazê-las ganhar peso, as pesquisas mostram que, após a menopausa, as usuárias da TRH frequentemente ganham menos peso que as não usuárias. Poucas mulheres são sensíveis ao estrogênio, o que faz com que retenham líquidos e ganhem peso, particularmente se a dosagem for muito alta. Isso pode ser solucionado simplesmente reduzindo a dosagem ou trocando por uma formulação não oral.

Dores de cabeça

A flutuação no nível de hormônios pode desencadear enxaqueca e dores de cabeça. Essas flutuações são comuns na TRH por vias orais. Trocar por uma formulação não oral (adesivos, por exemplo) pode resolver o problema.

Pontos-chave

- Os efeitos colaterais são comuns quando se começa uma TRH, mas a maioria desaparece nos primeiros dois ou três meses.
- Se os efeitos colaterais persistirem, você precisará conversar com um médico para escolher uma das várias maneiras de minimizá-los.
- Muitas vezes os efeitos colaterais podem desaparecer, alterando-se a dosagem ou a forma de reposição hormonal.
- Uma maneira de resolver o problema é tentar baixar a dosagem do progestogênio, porém essa redução não pode ser tão grande a ponto de prejudicar o efeito protetor contra o câncer de endométrio.
- Optar por outra via de administração pode aliviar os efeitos colaterais – por exemplo, trocar comprimidos por adesivos.
- Se você tiver qualquer sangramento anormal, procure seu médico.

TRH: QUEM PODE E QUEM NÃO PODE FAZER

Quem pode fazer a TRH?

Há muito poucas patologias que impedem as mulheres de fazer uso da TRH, mas existe uma grande desinformação sobre quem pode e quem não pode fazer a reposição hormonal.

Mulheres com qualquer uma das seguintes doenças podem usar a TRH, embora algumas talvez precisem da supervisão de um especialista:

- câncer de colo de útero;
- doença celíaca (dê preferência a esquema não oral);
- doença de Crohn (dê preferência a esquema não oral);
- diabetes;
- epilepsia;
- pressão arterial alta (dê preferência a esquema não oral);
- colesterol alto (a via depende do perfil da dosagem de lipídios);
- insuficiência renal;
- doenças hepáticas moderadas (dê preferência a esquema não oral);
- melanoma maligno;
- enxaqueca (dê preferência a esquema não oral);
- câncer de ovário;
- mal de Parkinson;

- artrite reumatoide;
- doenças da tireoide;
- problema na válvula mitral.

QUEM DEVE SE PRECAVER EM RELAÇÃO À REPOSIÇÃO HORMONAL?

Nódulos mamários benignos

Não existem provas convincentes de que essa doença esteja relacionada com um risco aumentado de câncer de mama em mulheres que usam reposição hormonal. Se uma mulher tiver nódulos na mama, ela deve ser examinada antes de começar a TRH para se certificar de que não são malignos. As verificações regulares devem continuar após o início do tratamento.

Endometriose

Pode acontecer de o tecido que reveste o útero ser encontrado em locais anormais, como no reto ou no interior do abdome na região próxima ao umbigo. E, da mesma forma como o endométrio é eliminado todos os meses durante a menstruação, esses outros locais também sangram, causando dores fortes e menstruação abundante. Essa doença, conhecida como endometriose, é estimulada pelo estrogênio e melhora com a menopausa.

A reposição hormonal pode ocasionalmente reativar essa doença, de forma que, se você já teve endometriose, deve ter cautela ao fazer TRH, monitorando quaisquer sintomas, particularmente dores durante as relações sexuais e sangramento abundante e irregular. Mesmo que você tenha se submetido a uma histerectomia, alguns médicos vão recomendar que tome progestogênio contínuo para impedir a recorrência da endometriose. Isso acontece porque esse hormônio impede o crescimento do endométrio e, por conseguinte, da endometriose.

Miomas uterinos

Os miomas (tumores benignos no músculo do útero) são muito comuns. Eles são sensíveis ao estrogênio, portanto frequentemente crescem durante a gravidez à medida que o nível de estrogênio aumenta, diminuindo após a menopausa. Assim, os miomas podem crescer com a reposição hormonal, podendo provocar sangramentos anormais. O progestogênio contínuo pode diminuir a probabilidade de os miomas aumentarem de tamanho. O dispositivo intrauterino com levonorgestrel é usado às vezes para tratar os miomas.

Cálculos biliares (pedra na vesícula biliar)

Se você tem cálculos biliares, deve discutir a reposição hormonal com seu médico, pois eles podem aumentar de tamanho, especialmente com um tratamento por via oral. Para as pacientes que já tiveram problemas de cálculos biliares no passado, alguns médicos sugerem o uso de adesivos ou implantes em vez de comprimidos para reduzir a quantidade de estrogênio que passa pelo fígado. Também é seguro fazer uma cirurgia para retirar a vesícula biliar.

Otosclerose

A otosclerose é uma causa hereditária de perda auditiva resultante do crescimento de um osso extra que impede que os pequenos ossos do ouvido interno funcionem adequadamente. Essa doença pode piorar rapidamente durante a gravidez, sugerindo uma relação com o estrogênio. A reposição hormonal pode ter o mesmo efeito, e, por isso, é preciso consultar um especialista antes de iniciar o tratamento.

Quem não deve fazer reposição hormonal?

Câncer de mama

Existem dois tipos principais de câncer de mama – os que são sensíveis ao estrogênio e os que não são. Se você já foi tratada com sucesso para câncer de mama não dependente de estrogênio, é possível fazer reposição hormonal, especialmente se tiver uma razão específica para isso, tal como o alívio das ondas de calor. Mas precisa ser supervisionada de perto por um especialista. Até as mulheres com tumores malignos dependentes de estrogênio podem usar estrogênio vaginal para tratar sintomas locais.

Câncer de ndométrio

A maioria das mulheres que têm câncer de endométrio provavelmente será curada com a histerectomia. Após uma cirurgia bem-sucedida, muitas mulheres desenvolvem na sequência sintomas de climatério debilitantes que nem sempre respondem ao tratamento não hormonal. Se uma paciente com um histórico de câncer de endométrio tiver sintomas que justificam a reposição hormonal, esta pode geralmente ser receitada. Porém, como o câncer de endométrio é dependente de estrogênio, a maioria dos médicos receita um progestogênio associado ao estrogênio para minimizar a probabilidade de recorrência.

Doença hepática grave

Você não deve fazer reposição hormonal se tiver uma doença hepática grave. Isso porque a maior parte do estrogênio, especialmente se for tomado via oral, é metabolizado pelo fígado, aumentando a sobrecarga de trabalho do órgão, o que não é um problema para um órgão saudável, mas um fígado doente pode não aguentar essa carga de trabalho extra. Se você melhorar a condição de seu fígado fazendo com que ele passe a trabalhar normalmente, não há motivos pelos quais a TRH não seja adotada. Nesse caso, a recomendação é usar vias não orais, como adesivos e implantes, porque, assim, níveis mais baixos de hormônios passam pelo fígado.

Trombos (trombose venosa)

A trombose venosa pode ser resultado de uma doença herdada não diagnosticada ou adquirida pelo aumento da coagulabilidade sanguínea (trombofilia). Se você tem um membro da família que já teve trombose inexplicada com menos de 45 anos, deve fazer exames para detectar se tem trombofilia ou alguma outra doença não diagnosticada antes de pensar em fazer a TRH.

Infarto do miocárdio e AVC

Não se recomenda fazer reposição hormonal com a finalidade de prevenir infarto do miocárdio ou AVC se você já passou por um. No entanto, caso tenha histórico de um dos dois, pode usar TRH se tiver sintomas climatéricos graves ou correr risco de ter osteoporose. Mas, se você já teve um infarto do miocárdio ou AVC e está fazendo TRH, talvez não haja motivo para parar.

Gravidez

Apesar de a fertilidade de mulheres que estão se aproximando da menopausa ser baixa, ainda é possível engravidar. As terapias de reposição hormonal não são anticoncepcionais. As mulheres que já fizeram reposição hormonal e depois descobrem uma gravidez podem ter certeza de que é improvável que a TRH venha afetar adversamente a gravidez. Porém, o índice de abortos espontâneos é alto em mulheres mais velhas por outros motivos.

Sangramento vaginal não diagnosticado

A reposição hormonal não deve ser usada para controlar um sangramento anormal até que a causa deste seja descoberta. Isso porque a TRH pode provocar sangramentos inesperados e mascarar um problema não diagnosticado que pode estar precisando de tratamento.

PONTOS-CHAVE

- Poucas mulheres não podem fazer TRH por problemas médicos.
- A reposição hormonal não é recomendada se você tem tumores malignos dependentes de estrogênio, tais como câncer do endométrio ou câncer de mama dependente de estrogênio.
- Você não deve fazer reposição hormonal enquanto tiver trombose venosa e doença hepática ativa.
- Se ocorrerem sangramentos vaginais inexplicados, consulte seu médico.

Controle dos sintomas sem uso da reposição hormonal

Embora a TRH seja o "padrão ouro" para controlar os sintomas do climatério, aliviando até 80% das ondas de calor, nem todas as mulheres podem, precisam ou querem adotá-la. Para muitas, especialmente aquelas com sintomas mais amenos, algumas das opções a seguir podem ser eficazes.

Controle das ondas de calor usando medicamentos que não dependem de prescrição médica

Muitas mulheres usam medicamentos sem comprovação científica, como as isoflavonas, para tratar as ondas de calor. Também são populares a dong quai (uma planta medicinal chinesa, conhecida como angélica chinesa), o óleo de prímula, a vitamina E, o ginseng, o alcaçuz e os cremes da progesterona natural. A maioria desses medicamentos é classificada como suplementos alimentares e, por isso, não é regulamentada da mesma forma que os fármacos. Daí esses tratamentos poderem ser vendidos em lojas de produtos naturais, supermercados e farmácias sem comprovação de que sejam eficazes ou seguros. Além disso, as informações sobre sua interação com outras terapias ou medicamentos vendidos mediante receita médica são muitas vezes limitadas. Deve-se notar também que eles podem ter graves efeitos colaterais.

Isoflavonas

Esses estrogênios vegetais são frequentemente chamados de fitoestrogênios. Duas fontes comuns de isoflavonas são a soja e o trevo-vermelho (também conhecido como trevo-roxo ou trevo--violeta). A probabilidade de esses fitoterápicos causarem efeitos colaterais adversos ou tóxicos é mínima, mas, devido aos seus efeitos hormonais em potencial, não devem ser usados por mulheres com histórico de câncer de mama. Embora ensaios clínicos tenham indicado que as isoflavonas podem aliviar as ondas de calor, comprimidos de placebo foram tão eficazes quanto.

Black cohosh (Cimicifuga racemosa)

Formulações feitas com grossos caules subterrâneos (rizomas) da erva *black cohosh* (ou *cohosh* preto) têm sido pesquisadas, com relatos variáveis sobre sua eficácia. Quase todas as pesquisas usaram diferentes formulações e doses, o que dificulta a comparação dos resultados. Mesmo não muito popular no Brasil, o *black cohosh* não é recomendado, visto que foram relatados casos de efeitos tóxicos sobre o fígado.

Dong quai

Essa erva pouco conhecida no Brasil é muito usada pela tradicional medicina chinesa para tratar problemas ginecológicos. As pesquisas feitas com a erva para controlar ondas de calor mostraram poucos benefícios. As mulheres que estiverem usando warfarin (warfarina sódica) não devem tomar dong quai.

Óleo de prímula

Embora seja muito eficaz para tratar tensão mamária pré--menstrual, mesmo doses altas do óleo de prímula (dois gramas por dia) têm mostrado poucos benefícios para aliviar as ondas de calor. Seus efeitos colaterais são náusea e diarreia.

Vitamina E

Pesquisas usando a vitamina E em doses de até 400 UI duas vezes ao dia não mostraram muito efeito sobre as ondas de calor. Seus efeitos colaterais são poucos e não são graves.

Ginseng

Os estudos com ginseng não têm apresentado benefícios na melhora das ondas de calor. O ginseng pode interagir adversamente com os inibidores da monoaminoxidase (IMAOs), que podem ser receitados para tratamento da depressão, e também com anticoagulantes, como a aspirina e o warfarin (warfarina sódica).

Alcaçuz

A raiz do alcaçuz é pouco conhecida no Brasil, porém muito usada na China em muitas formulações para aliviar os sintomas do climatério. Entretanto, não existem pesquisas que confirmem sua segurança nem eficácia. As mulheres que estão tomando diuréticos não devem usar alcaçuz. Além disso, quando usada em altas doses, a planta pode provocar retenção de líquidos e hipertensão.

Creme natural de progesterona

A progesterona é sintetizada por um processo químico usando plantas como o feijão de soja e inhame selvagem. Alguns desses produtos contêm progesterona indistinguível da progesterona natural própria das mulheres. Outras formulações contêm apenas precursores químicos da progesterona encontrados em plantas, que são inativos nos seres humanos porque não podem ser convertidos em progesterona. No exterior, esses cremes são classificados pelas autoridades responsáveis pela regulamentação como suplementos dietéticos, e não é possível distingui-los entre si. No Brasil, não são fabricados, mas podem ser adquiridos via internet.

Apesar de os cremes contendo progesterona frequentemente combinados com vitamina E e *Aloe vera* terem demonstrado que possuem um efeito positivo sobre as ondas de calor, há problemas de segurança em relação a tratamentos hormonais não regulamentados. As mulheres que estão fazendo terapia de reposição de estrogênio não devem usar creme de progesterona no lugar dos progestogênios (progesteronas sintéticas), pois ele pode não proteger o endométrio.

REDUÇÃO DAS ONDAS DE CALOR USANDO MEDICAMENTOS VENDIDOS COM RECEITA MÉDICA, MAS SEM TRATAMENTO HORMONAL

Algumas mulheres preferem primeiramente experimentar medicamentos não hormonais para controlar as ondas de calor. Esses remédios incluem opções fitoterápicas (à base de plantas) e homeopáticas. Se essas opções não funcionarem, elas devem consultar um ginecologista para que ele indique quais tratamentos não hormonais são adequados.

Inibidores seletivos de recaptação de serotonina

A serotonina é um neurotransmissor cerebral importante no controle do humor e do comportamento, da alimentação e da fome, da temperatura corporal e do sono. Os inibidores seletivos de recaptação de serotonina (ISRS) são licenciados para o tratamento da depressão. A depressão é causada por baixos níveis de serotonina, e esse fármaco eleva os níveis de serotonina. No entanto, os estudos têm mostrado, também, que doses mais baixas de inibidores de recaptação de serotonina são eficazes para uma ampla variedade de outras patologias, incluindo o controle de dores crônicas, enxaqueca e ondas de calor. Os três fármacos mais usados para as ondas de calor são venlafaxina (Efexor), paroxetina (Aropax) e fluoxetina (Prozac). Ensaios clínicos indicam que pode haver uma redução de até 60% nas ondas de calor. Embora os sintomas possam ser aliviados imediatamente, pode demorar até oito semanas para que qualquer benefício seja constatado. Os efeitos colaterais mais comuns são náusea, perda de peso e diminuição do desejo sexual.

Gabapentina

Esse fármaco é licenciado para o controle da epilepsia, mas é usado, também, para o alívio de dores crônicas. Além disso, é capaz de reduzir pela metade as ondas de calor. Entre seus efeitos colaterais estão tontura e sensação de cabeça oca, assim como retenção de líquidos e cansaço. Como os antiácidos (medicamentos para gastrite ou esofagite) podem reduzir a quantidade de gabapentina absorvida pelo organismo, ela deve ser tomada ao menos duas horas antes do uso de um antiácido.

Clonidina

Esse medicamento desenvolvido originalmente para o tratamento de hipertensão arterial pode aliviar ondas de calor moderadas, mas é menos eficiente do que os inibidores de serotonina e a gabapentina. Seus efeitos colaterais incluem sonolência, tontura, constipação e depressão.

Redução das ondas de calor usando tratamento hormonal que não é à base de TRH

Anticoncepcionais orais combinados (veja página 135)

Os anticoncepcionais orais combinados que contêm um estrogênio sintético (etinilestradiol) e progesterona sintética (progestogênio) inibem a ovulação. Mulheres saudáveis e não fumantes podem tomar doses baixas desses anticoncepcionais continuamente até a menopausa. Eles proporcionam anticoncepção e previnem as ondas de calor, mas as doses hormonais são muito mais altas do que as da reposição hormonal. Isso significa que o risco da ocorrência de tromboses é maior do que com a TRH, mas os benefícios, particularmente as menstruações com menor sangramento, podem fazer dos anticoncepcionais combinados orais uma boa opção para algumas mulheres.

Progestogênio (veja páginas 135 a 137)

Embora o progestogênio seja usado com estrogênio para reposição hormonal, altas doses de progestogênio podem ser eficazes isoladamente. O acetato de medroxiprogesterona de depósito ou Depo-provera pode ser administrado na forma de injeção intramuscular uma vez a cada três meses. Além disso, esse hormônio poder ser usado como anticoncepcional.

Entre seus efeitos colaterais estão ganho de peso e sangramento irregular. Há também alguma controvérsia em relação ao efeito do Depo-provera injetável sobre a densidade óssea. A medroxiprogesterona em comprimidos, em doses de 20 mg diárias, é eficaz na redução de sangramentos irregulares, mas pode levar até seis semanas para atingir máximo efeito.

Pontos-chave

- A TRH é o tratamento mais eficaz para os sintomas da menopausa.
- Há poucos indícios que comprovem que suplementos dietéticos e fitoterápicos são mais eficientes que tratamentos com placebos.
- Para as mulheres que não podem ou não querem fazer reposição hormonal, existem opções não hormonais disponíveis mediante receita médica, como venlafaxina, paroxetina, fluoxetina ou gabapentina.

A ANTICONCEPÇÃO NO PERÍODO PRÉ-MENOPAUSA

Preciso de anticoncepcionais?

As mulheres que estão se aproximando da menopausa comumente pressupõem, erroneamente, que não precisam mais usar anticoncepcionais. Certamente, é verdade que uma mulher na casa dos 40 anos tem cerca de metade da fertilidade que tinha aos 20. Além disso, seus óvulos não têm a mesma qualidade, e a ovulação é menos regular até que, por fim, ela para de ovular e passa pela menopausa. Mas a ocorrência de uma gravidez não é impossível. Se você não estiver protegida e sua menstruação parar de repente, talvez pense que se trata da menopausa, mas pode ser uma gravidez.

Embora muitas crianças nascidas de mulheres mais velhas sejam bastante saudáveis, a ocorrência de anormalidades genéticas, como a síndrome de Down, torna-se mais comum. As probabilidades de um aborto espontâneo e os riscos para a mãe e para o bebê também aumentam em mulheres mais velhas. Portanto, uma contracepção eficaz pode ser tão importante para uma mulher no final da casa dos 40 anos quanto o é para uma mulher na adolescência ou na casa dos 20 anos.

As mulheres que passaram pela menopausa quando tinham mais de 50 anos devem continuar a tomar anticoncepcionais por ao menos 12 meses após a última menstruação. Já aquelas que tiveram a menopausa mais cedo são aconselhadas a continuar tomando anticoncepcionais por ao menos dois anos após a última menstruação.

Contracepção hormonal

Contraceptivos orais combinados

Os contraceptivos orais combinados (COCs), o adesivo anticoncepcional e o anel vaginal anticoncepcional contêm tanto estrogênio como progestogênio, que funcionam inibindo a ovulação. Além dos efeitos contraceptivos, eles também proporcionam alívio para sintomas do climatério. Mulheres saudáveis e não fumantes podem usar uma dose baixa de anticoncepcionais hormonais por um ou dois anos após a menopausa. Embora os estrogênios sintéticos elevem o risco de tromboses, é preciso analisar a questão em relação ao potencial de benefícios para a saúde das mulheres na perimenopausa, incluindo o alívio de sintomas pré-menstruais e a ocorrência de menstruações regulares, menos dolorosas e abundantes do que as menstruações naturais. Há, também, algumas evidências de que os anticoncepcionais orais combinados têm um efeito protetor sobre a densidade dos ossos.

Métodos com somente progestogênio

Embora o uso de progestogênio na pós-menopausa possa acarretar um aumento no risco de câncer de mama, não há indícios desse efeito quando os progestogênios são usados antes da menopausa. A vantagem dos métodos com somente progestogênio em relação ao anticoncepcional combinado hormonal é que não estão associados ao risco de trombose como o segundo. Há vários anticoncepcionais contendo apenas progestogênio. O funcionamento de cada um deles também é ligeiramente diferente. Os fármacos com apenas progestogênio podem ser receitados para as muitas mulheres que correm o risco de tromboses e não podem usar contraceptivos hormonais combinados, como é o caso das fumantes.

Contraceptivos à base de progestogênio

Os contraceptivos orais contendo somente progestogênio, também conhecidos como minipílula, são tomados diariamente e contêm uma dosagem muito baixa de progestogênio. Diferentemente dos COCs (contraceptivos orais combinados), que inibem a ovulação, as minipílulas têm um efeito mínimo sobre a ovulação, mas atuam tornando o muco cervical hostil, impedindo os espermatozoides de entrarem no útero. Para mulheres com mais de 35 anos, as minipílulas-padrão são tão eficazes quanto os contraceptivos orais combinados. Um novo medicamento, denominado Cerazette, inibe a ovulação, mas o principal problema em potencial das minipílulas é o sangramento irregular, que pode ser resolvido com a troca por outra minipílula da mesma classe. Em contrapartida, para algumas mulheres, o Cerazette provoca suspensão temporária da menstruação.

Injetáveis

No Brasil, existe um único tipo de progestogênio injetável: o acetato de medroxiprogesterona (Depo-provera). Como acontece com a pílula combinada, ele atua inibindo a ovulação pelos ovários. É administrado por profissional de saúde por meio de uma injeção intramuscular profunda, aplicada nas nádegas ou na parte superior do braço. O Depo-provera é administrado a cada 12 semanas. O injetável pode aliviar os sintomas pré-menstruais e o problema de menstruações abundantes e dolorosas. Pode, entretanto, promover ganho de peso e sangramento irregular, embora isso geralmente desapareça com a continuidade do uso.

Implantes

O Implanon é uma cânula aproximadamente do tamanho de um prendedor de cabelo contendo progestogênio. Ele funciona inibindo o ciclo menstrual normal de forma semelhante como acontece com os COCs e os injetáveis. Um profissional de saúde injeta um pélete inabsorvível debaixo da pele na região interna da parte superior do braço. Após a inserção, o local fica palpável e visível, mas trata-se de um contraceptivo altamente eficaz que dura até três anos.

Esse implante não é indicado para mulheres com idade acima dos 40 anos, embora você possa usá-lo se chegar à conclusão com seu médico de que é um método adequado. Os implantes podem aliviar muitos problemas relacionados ao ciclo menstrual, principalmente menstruações abundantes e dolorosas. Os principais inconvenientes são o ganho de peso corporal e o sangramento irregular, sendo que este último pode ser frequente e prolongado em até 20% das usuárias.

Dispositivo intrauterino com levonorgestrel

O dispositivo intrauterino com levonorgestrel (Mirena) é um pequeno dispositivo em formato de T contendo progestogênio que é inserido no útero por ginecologistas. O progestogênio é colocado diretamente dentro do útero, mantendo atrófico o endométrio, o que é importante para diminuir o risco de câncer de endométrio. Os efeitos colaterais são poucos porque o efeito hormonal está limitado ao útero, e apenas pequenas quantidades de hormônio chegam à corrente sanguínea. O dispositivo intrauterino com levonorgestrel é tão eficaz quanto a esterilização e pode ser facilmente revertido pela remoção do dispositivo. É também um tratamento eficiente para ciclos menstruais abundantes e dolorosos. Além de ser usado como contraceptivo, pode também ser usado, juntamente com suplementos naturais de estrogênio, para reposição hormonal. No caso de ocorrerem sangramentos irregulares, frequentes ou prolongados, talvez seja preciso remover o dispositivo.

CONTRACEPÇÃO NÃO HORMONAL

Esterilização

A vasectomia e a esterilização feminina são populares entre casais mais velhos. Entretanto, a esterilização necessita ser considerada cuidadosamente, uma vez que esse método é essencialmente irreversível. Muitos métodos reversíveis, tais como o dispositivo intrauterino com levonorgestrel e os implantes, são tão eficazes quanto a esterilização, frequentemente com benefícios adicionais sobre os problemas menstruais.

Dispositivo de cobre intrauterino (DIU)

Os dispositivos intrauterinos (DIUs), contendo cobre em espiral, oferecem contracepção reversível altamente eficaz. Eles contêm cobre, que mata os espermatozoides que conseguem chegar ao útero. Se inserido após o quadragésimo aniversário da paciente, um DIU pode permanecer colocado até por ocasião da menopausa. A principal desvantagem desse método é o aumento na perda de sangue e dores durante a menstruação. Portanto, não é recomendado se você já tiver uma menstruação abundante e/ou dolorosa.

Métodos de barreira

Os métodos de barreira podem ser suficientemente eficazes para mulheres mais velhas porque a fertilidade delas é mais baixa. As camisinhas (ou preservativos), incluindo a camisinha feminina, são o método de barreira mais popular e estão amplamente disponíveis. As camisinhas de poliuretano são uma alternativa para aqueles casais que têm alergia ao látex. Os diafragmas, pouco populares no Brasil, e novos métodos de barreira estão agora acessíveis, vendidos sem receita médica.

Espermicidas

Para mulheres de mais de 50 anos, os espermicidas, muitas vezes utilizados juntamente com o diafragma, podem ser suficientes por si próprios, visto que a fertilidade é muito baixa. Eles podem também ajudar na lubrificação vaginal.

Coito interrompido

O coito interrompido (ou a retirada do pênis da vagina antes da ejaculação) não é um contraceptivo confiável em qualquer idade, e você deve considerar outros métodos mais eficazes.

Atenção aos dias férteis

Métodos como medida da temperatura corporal, verificação das secreções cervicais e cálculo do período fértil podem ser muito eficazes para mulheres com ciclos menstruais regulares. Durante a menopausa, esses métodos tornam-se menos confiáveis porque os ciclos se tornam mais irregulares.

QUANDO VOCÊ PODE PARAR DE USAR ANTICONCEPCIONAIS?

Se você tem mais de 50 anos, a contracepção pode ser interrompida um ano depois do fim dos seus ciclos menstruais. Se tiver menos de 50 anos e sua menstruação cessar, você deve continuar usando métodos anticoncepcionais por mais dois anos a partir da data em que acredita que tenha ocorrido sua última menstruação, contanto que as menstruações não retornem após esse período. Os métodos de barreira ou os espermicidas usados sozinhos devem ser suficientes nessa época, uma vez que a fertilidade está baixa.

Como os ciclos menstruais da maioria das mulheres cessam por volta dos 50 anos, geralmente é aconselhável interromper a contracepção hormonal quando estiver perto dessa idade e passar para contracepções alternativas, até que você tenha passado pela menopausa.

A REPOSIÇÃO HORMONAL E A CONTRACEPÇÃO

A TRH não devolve a fertilidade e não é um contraceptivo eficaz. Consequentemente, se você começar uma terapia hormonal antes que seus ciclos menstruais tenham cessado naturalmente, estará correndo o risco de uma gravidez.

Como os métodos-padrão de reposição hormonal não são contraceptivos, geralmente se recomenda a adição de métodos anticoncepcionais não orais. Um regime de TRH cada vez mais recomendado é usar o contraceptivo contendo progestogênio à base de levonorgestrel (sistema intrauterino Mirena) associado ao estrogênio.

O sangramento de privação relacionado a alguns tipos de TRH pode tornar difícil determinar a ocasião exata da sua menopausa espontânea. Por fim, exames de sangue (veja páginas 14-15) podem ser realizados na fase de administração do estrogênio do esquema combinado sequencial e, às vezes, podem sugerir a ocorrência da menopausa, mas geralmente é preciso suspender a reposição hormonal para obter um resultado confiável. Do contrário, a contracepção deve continuar até os 55 anos, quando, então, é seguro pressupor que você não seja mais fértil.

Pontos-chave

- A contracepção é essencial se você corre risco de engravidar.
- A maioria dos métodos de reposição hormonal não é contraceptiva, e, portanto, torna-se necessário usar métodos contraceptivos adicionais sem hormônios.
- Alguns métodos hormonais de contracepção também funcionam como reposição hormonal.
- Se você tem menos de 50 anos, a contracepção pode ser interrompida dois anos após sua última menstruação espontânea; e, se tem mais de 50 anos, o método contraceptivo pode ser suspenso um ano após sua última menstruação espontânea.
- Se você não quiser interromper a reposição hormonal para descobrir se já passou pela menopausa, deve continuar com os contraceptivos até completar 55 anos.

Reposição hormonal: conclusões

A TRH está disponível para mulheres há mais de sessenta anos, mas, durante grande parte desse tempo, as orientações para prescrição foram baseadas em estudos observacionais tendenciosos. Isso tem levado à falsa crença de que a reposição hormonal é uma panaceia para todos os males das mulheres relacionados com a idade.

Hoje temos sorte por termos os resultados de pesquisas bem desenhadas comparando a TRH com tratamentos com placebos que nos permitem uma avaliação mais precisa dos verdadeiros riscos e benefícios da reposição hormonal. Com base nesses estudos, vemos que certos tipos de TRH, notavelmente os estrogênios orais equinos conjugados na dosagem-padrão tomados com o progestogênio acetato de medroxiprogesterona, quando receitados para mulheres na pós-menopausa, podem elevar o risco de AVC, doenças cardíacas coronarianas, trombose venosa e câncer de mama. A dosagem-padrão oral com somente estrogênio pode aumentar o risco de trombose venosa e AVC, mas parece não elevar o risco de câncer de mama. Todas as pesquisas confirmam os benefícios da TRH no tratamento dos sintomas da menopausa, reduzindo o risco de fraturas no quadril e na coluna e o câncer colorretal.

Com base nesses resultados, as recentes recomendações para TRH têm sido reformuladas para assegurar que as mulheres tenham mais probabilidade de se beneficiar da prescrição com um mínimo de riscos. Por isso, a terapia hormonal permanece sendo um tratamento eficaz para os sintomas da menopausa.

As recomendações atuais corretamente determinam que a reposição hormonal deva ser individualizada, receitada pelo menor espaço de tempo necessário. Tempo este que não se define por uma duração arbitrária, mas que depende das necessidades individuais de uma paciente plenamente informada sobre os prós e contras da reposição hormonal.

Embora as diretrizes baseadas em indicações precisas sejam louváveis, é essencial reconhecer muito ainda permanece desconhecido sobre TRH dada para populações diferentes das incluídas em estudos publicados. Os ensaios clínicos produzem estatísticas generalizadas dos riscos e benefícios de determinado tratamento administrado a determinado grupo, enquanto uma mulher que está buscando ajuda para sintomas graves da menopausa quer saber de que forma a TRH vai afetá-la. Ainda precisamos de informações provenientes de estudos bem delineados que avaliem as mulheres mais jovens perimenopáusicas que estão fazendo TRH, particularmente aquelas com sintomas ou com alto risco de osteoporose. Além disso, precisamos de informações sobre os riscos e benefícios dos diferentes tipos e dosagens das TRHs: os estrogênios humanos naturais são diferentes dos estrogênios equinos conjugados; vias não orais podem ter efeitos diferentes dos efeitos dos medicamentos orais; e dosagens mais baixas de estrogênio podem oferecer os mesmos benefícios que dosagens com menos risco.

As pesquisas futuras vão ajudar na definição do papel da TRH e também vão anunciar alternativas seguras e eficazes à reposição hormonal. Neste meio-tempo, se você está fazendo ou considerando fazer uma TRH, é sensato adotar a mais baixa dosagem eficaz de hormônios e reavaliar sua necessidade de continuidade ao menos uma vez por ano.

PERGUNTAS E RESPOSTAS

Tenho a sensação de que minhas mamas estão cheias de nódulos. Como posso saber se são cancerosos?

O tecido mamário é afetado pelos diferentes hormônios produzidos durante o ciclo menstrual e também pelos hormônios da reposição hormonal. Muitas mulheres notam que as mamas passam a sensação de terem muitos nódulos, principalmente antes da menstruação, sem que haja nada de errado. Descobrir o que é normal para você e estar atenta às alterações nas mamas é essencial. Você deve observar mudanças no contorno e no formato das mamas movimentando os braços e erguendo as mamas. Outras alterações que devem ser observadas são o enrugamento e o surgimento de caroços nas mamas, alterações nos mamilos e quaisquer saliências que você venha a enxergar ou sentir.

Se encontrar alguma coisa preocupante, consulte seu médico sem demora. Na maioria dos casos, saliências mamárias são simples cistos cheios de líquido que não são indicativos de câncer. No entanto, se for constatado um câncer, providencie o tratamento o mais rápido possível, porque você poderá ser curada.

Desde a menopausa, sinto-me cansada a maior parte do tempo, perdi o interesse pelo sexo e, no geral, tenho estado deprimida. A reposição hormonal pode me ajudar?

Os sintomas de depressão são comuns na época da menopausa, por isso não é de surpreender que a culpa seja atribuída aos hormônios. As ondas de calor e os suores noturnos podem atrapalhar seu sono, resultando em perda de energia e estados de ânimo depressivos. Por oferecer tratamento para as ondas de calor e os suores, a TRH pode certamente ajudar você a obter o melhor da vida novamente.

Porém, os sintomas depressivos podem ser consequência de muitos outros eventos significativos que ocorrem na mesma época da menopausa – os filhos que saem de casa, separação ou divórcio, doença ou morte dos pais. A depressão resultante de acontecimentos como esses não responderá à reposição hormonal.

Se você tem sintomas climatéricos que lhe causam problemas, certamente vale a pena tentar fazer a TRH. Se as ondas de calor e suores diminuírem, mas ainda assim continuar a se sentir deprimida, é improvável que a causa disso seja os hormônios, e você precisa procurar outros motivos. Algumas mulheres necessitam tanto da reposição hormonal quanto de antidepressivos nessa situação.

Meu médico acaba de me iniciar em uma TRH. Eu estava esperando fazer exames de sangue ou alguma outra coisa para verificar meus níveis de hormônios, mas ele simplesmente me fez um monte de perguntas, deu-me uma receita médica e disse para marcar uma consulta daqui a três meses. Não preciso fazer alguns exames?

Os níveis de hormônios variam consideravelmente e não oferecem tantas informações quanto os sintomas que você está sentindo. Por isso, é muito mais provável que o seu médico faça perguntas em vez de pedir exames! Você será arguida sobre seu histórico médico e também sobre o histórico da sua família, para garantir uma reposição hormonal segura. Se seu exame de Papanicolau e sua mamografia estiverem em dia, o médico não vai precisar examinar suas mamas nem fazer exame de toque, a menos que você tenha sintomas.

Uma vez que tenha iniciado a TRH, é normal que você volte ao médico três meses depois para ele se certificar de que o tipo de TRH é o correto para você e para resolver quaisquer problemas e preocupações que você possa ter. Depois que você se firmar na TRH, vai precisar de apenas um check-up anual. Mas, se tiver quaisquer problemas, deve marcar uma consulta para fazer uma revisão.

A maioria das pesquisas divulgadas recentemente foi sobre um tipo específico de reposição hormonal. Esses resultados se aplicam a todos os tipos de TRH ou apenas a um?

Muitas das últimas pesquisas sobre o risco de fazer TRH por um longo período dizem respeito a um tipo de estrogênio (estrogênio equino conjugado) e um tipo de progestogênio (acetato de medroxiprogesterona). No Brasil, o produto contendo esses hormônios é o Premelle.

É impossível saber se os riscos de longo prazo mostrados nessas pesquisas também se aplicam às TRHs que usam estradiol e outros progestogênios. Ensaios clínicos usando outros hormônios e diferentes vias de aplicação ainda estão em andamento.

Minha mãe encolheu com o avanço da idade e lhe disseram que a coluna dela estava aniquilada porque os ossos ficaram frágeis. O que posso fazer para impedir que o mesmo aconteça comigo?

Sua compleição física, a quantidade de exercícios que você pratica e sua dieta alimentar oferecem alguns indicativos sobre as probabilidades de ser afetada. Mulheres magras que se exercitam pouco e evitam laticínios estão correndo esse risco, sobretudo se forem fumantes. Como o estrogênio protege os ossos, o inevitável decréscimo no nível de estrogênio no climatério representa um fator de risco adicional.

Seu médico pode encaminhá-la para fazer uma densitometria óssea, para avaliar a densidade dos seus ossos, antes de considerar um tratamento. Se você estiver tendo sintomas climatéricos e correndo o risco de ter osteoporose, ele poderá lhe receitar uma reposição hormonal. Por outro lado, existem tratamentos não hormonais disponíveis mediante prescrição médica, como os bifosfonatos, que são a primeira opção para prevenir a osteoporose em mulheres mais velhas.

Tenho 46 anos, e meu ciclo menstrual está muito irregular, porém não tenho nenhum outro sintoma. Isso poderia ser o início da menopausa?

O primeiro sintoma da menopausa é a mudança no padrão dos ciclos menstruais, como você descreve. A ocorrência de ciclos menstruais mais frequentes seguidos de ciclos mais espaçados é um sintoma típico da menopausa. Também pode acontecer de você pular um ou dois ciclos em meio a ciclos regulares.

Para algumas mulheres, o término dos ciclos menstruais traz consigo muito poucos sintomas. Já para outras, primeiro surgem ondas de calor e suores noturnos na semana que antecede a menstruação. Depois, esses sintomas vão gradualmente se tornando mais frequentes. A maioria das mulheres tem a última menstruação em torno dos 50 anos.

Ouvi falar de um tipo de reposição hormonal chamado Evista (raloxifeno). O que é isso?

O raloxifeno não é um hormônio natural, mas o primeiro de uma nova classe de compostos sintéticos conhecidos como moduladores seletivos do receptor de estrogênio (SERMs – *selective estrogen receptor modulators*). Eles imitam as ações protetoras do estrogênio sobre os ossos sem os efeitos indesejados sobre o endométrio e o tecido das mamas.

Ensaios clínicos demonstraram que o raloxifeno pode aumentar a densidade óssea, embora não tão bem quanto a reposição hormonal convencional. Além disso, o raloxifeno parece reduzir o nível de colesterol no sangue, mas não há provas de que isso signifique que o risco de doenças cardíacas seja reduzido. Parece, também, que o raloxifeno protege contra o câncer de mama, porém ainda são necessários ensaios clínicos de maior alcance para confirmar esse indício.

A má notícia é que o raloxifeno traz consigo um risco semelhante de trombose venosa (trombose nos vasos das pernas e dos pulmões), como acontece com a TRH. Outro dado é que o fármaco não melhora os sintomas da menopausa, podendo até mesmo provocar ondas de calor. No geral, seu uso está restrito às mulheres perimenopausadas, mas pode ser útil para mulheres na pós-menopausa que correm o risco de ter osteoporose e não podem tomar bifosfonatos nem fazer reposição hormonal.

Aos 54 anos, meus ciclos menstruais chegaram ao fim, e eu fiquei muito contente por ter muito poucos sintomas de menopausa. Mas agora estou com 57 anos e ainda tenho fortes ondas de calor. Gostaria de tentar uma TRH, mas li que terei que ter ciclos menstruais novamente. Isso é verdade?

A maioria dos tipos de TRH comumente receitados para mulheres que estão menopausadas associa estrogênio diário com uma série de 10 a 14 dias de progestogênio, o que resulta num sangramento de privação mensal, semelhante à menstruação. Mas você pode tomar progestogênio e estrogênio diariamente (na reposição hormonal contínua combinada), o que deve aliviar os sintomas sem provocar uma menstruação. A tibolona é um comprimido único tomado uma vez ao dia que combina as propriedades do estrogênio com as do progestogênio.

Esse fármaco é mais conveniente para mulheres que estão iniciando uma reposição hormonal vários anos após a menopausa. Ele não serve para mulheres mais jovens porque seu principal efeito colateral é o sangramento irregular.

A reposição hormonal interfere nos outros comprimidos que tomo?

A TRH raramente é afetada por outros medicamentos que você possa estar tomando. Uns poucos medicamentos interagem com a forma como o fígado decompõe os hormônios, o que pode tornar a TRH menos eficiente. Isso é mais provável se você estiver tomando comprimidos do que se estiver usando adesivos ou implantes. Os medicamentos que podem ter esse efeito são alguns daqueles geralmente prescritos para epilepsia, como fenitoína e carbamazepina. Alguns antibióticos têm efeito parecido. O tratamento fitoterápico com a erva-de-são-joão pode também interagir com a TRH. Sempre consulte seu médico se tiver dúvidas sobre os medicamentos que estiver tomando.

Soube que a TRH aumenta o risco de trombose. Devo suspendê-la quando for viajar de avião?

A reposição hormonal aumenta as probabilidades da ocorrência de trombose nas pernas (trombose venosa profunda) ou nos pulmões (embolia pulmonar). Isso significa que as mulheres que estiverem fazendo reposição hormonal correm um risco maior de ter trombose venosa profunda numa viagem de avião longa ou em outras situações nas quais permaneçam por longas horas sentadas num espaço pequeno. O conselho-padrão para evitar uma trombose quando estiver voando é levantar-se e movimentar-se em intervalos regulares, beber muito líquido e usar meias elásticas de compressão. Durante o voo, flexione o pescoço de um lado para outro e para cima e para baixo e flexione também os tornozelos e os punhos com frequência – tudo isso para ativar a circulação.

Tenho 62 anos e fiz reposição hormonal nos últimos dez anos. Gostaria de suspender a TRH. Posso simplesmente parar imediatamente?

Parar a TRH abruptamente pode resultar no retorno dos sintomas. Para evitar isso, a reposição hormonal deve ser reduzida gradualmente, num espaço de tempo de dois ou três meses, sob supervisão médica.

Tenho 49 anos e comecei a TRH há seis meses. Estava tendo terríveis ondas de calor antes de iniciar o tratamento, e meus ciclos menstruais estavam totalmente bagunçados. Embora a TRH tenha ajudado com esses sintomas, não estou totalmente satisfeita porque, sempre que tomo os progestogênios, me sinto inchada e minha cabeça dói, exatamente como os horríveis sintomas pré-menstruais que costumava ter nos meus ciclos. Não sei o que é pior – parar a reposição hormonal e voltar a ter as ondas de calor ou continuar com a terapia e me sentir mal durante duas semanas a cada quatro. Existe outro tipo de reposição hormonal que eu possa tomar?

Algumas mulheres são muito sensíveis ao progestogênio da terapia hormonal sequencial combinada, particularmente se sofreram com sintomas pré-menstruais no passado. Às vezes, trocar o tipo de progestogênio ajuda. Por exemplo, trocar a noretisterona pela di-hidrogesterona ou experimentar um adesivo sequencial combinado, já que as vias não orais contêm doses mais baixas de hormônio em comparação com as formulações orais. Os efeitos colaterais do progestogênio também têm menos probabilidade de ocorrer com a TRH combinada contínua, em parte porque a dose de progestogênio tomada diariamente é mais baixa e em parte porque o progestogênio tomado continuamente parece causar menos efeitos colaterais do que os ciclos de progestogênio. Como alternativa, considere o sistema intrauterino contendo progestogênio. Algumas mulheres preferem a progesterona natural disponível sob prescrição médica na forma de gel vaginal, embora a sonolência seja um problema comum.

Anotações

Anotações